T0284191

El editor no se responsabiliza de la eficacia y seguridad de la información científica, sanitaria, psicológica, dietética y alimentaria que se ofrece en este libro. Cada persona debe valorarla con sentido común y contrastar todas las informaciones necesarias con especialistas.

Primera edición: febrero de 2022
Título original: *Issho Rekka Sezu Imasugu Wakagaeru Seikin Kaokarada Taizen*
Publicado originalmente en japonés por Nikkei Business Publications, Inc.
Los derechos de traducción se han gestionado con Nikkei Business Publications, Inc. a través de Digital Catapult Inc., Tokio (Japón)

Issho Rekka Sezu Imasugu Wakagaeru Seikin Kaokarada Taizen by Hiroi Muraki. All rights reserved.
© 2018 by Hiroi Muraki. All rights reserved.
Japanese edition published by Nikkei Business Publications, Inc.
Spanish translation rights arranged with Nikkei Business Publications, Inc. through Digital Catapult Inc., Tokyo.

© Hiroi Muraki, 2018
© de la traducción, Makoto Morinaga, 2022
© de esta edición, Futurbox Project, S. L., 2022
Todos los derechos reservados.

Diseño de cubierta: Taller de los Libros

Publicado por Kitsune Books
C/ Aragó, n.º 287, 2.º 1.ª
08009, Barcelona
info@kitsunebooks.org
www.kitsunebooks.org

ISBN: 978-84-18524-27-1
THEMA: WJH
Depósito legal: B 1984-2022
Preimpresión: Taller de los Libros
Impresión y encuadernación: Cachimán Gràfic
Impreso en España – Printed in Spain

En caso de duda a la hora de realizar cualquier ejercicio físico, le recomendamos que consulte a su médico.

Cualquier forma de reproducción, distribución, comunicación pública o transformación de esta obra solo puede ser efectuada con la autorización de los titulares, con excepción prevista por la ley. Diríjase a CEDRO (Centro Español de Derechos Reprográficos) si necesita fotocopiar o escanear algún fragmento de esta obra (www.conlicencia.com; 91 702 19 70 / 93 272 04 47).

HIROI MURAKI

¡REJUVENECE YA!

El secreto de la famosas japonesas para un
rostro joven y terso

Traducción de
Makoto Morinaga

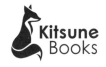

Kitsune Books

Introducción

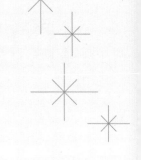

Hiroi Muraki es «instructora del antienvejecimiento». Entre sus muchas clientas hay actrices y modelos, y se ha ganado el apodo de la «mano de Dios» gracias a la técnica con la que trata los signos del envejecimiento desde la raíz para lograr efectos rejuvenecedores de forma natural.

Además, Muraki propone un método sencillo para que pueda ponerlo en práctica todo el que lo desee. De hecho, son muchas las personas que se sorprenden al ver efectos inmediatos. Si te preocupa que con la edad aparezcan las arrugas, la flacidez, la hinchazón o los michelines, este libro es para ti. Con él aprenderás a poner en práctica el método Muraki y te verás más joven.

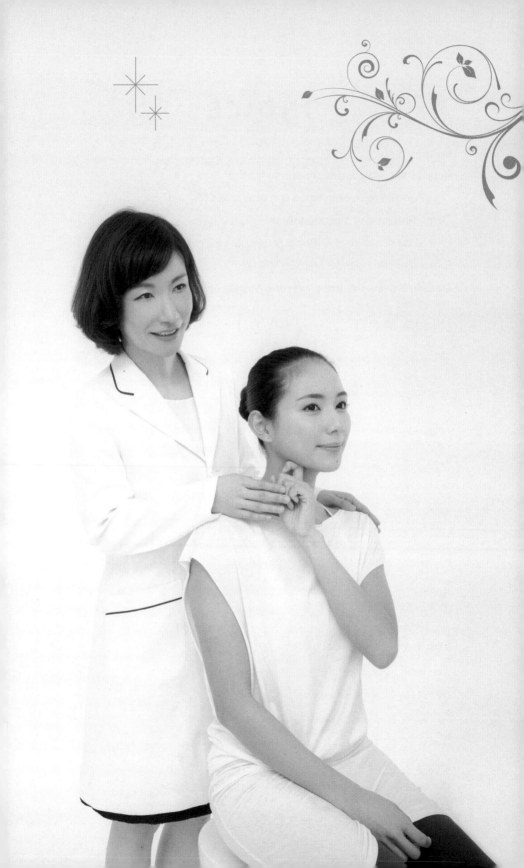

ÍNDICE

Parte 1

Método antienvejecimiento para los músculos faciales

¡Practícalo a la hora del baño!

Parte 2

Método de antienvejecimiento y acondicionamiento muscular

¡Practícalo a la hora del baño!

¡Solo necesitas un minuto por la noche!

Si te preocupa tener un rostro flácido, realiza la rutina cada noche. No importa si te has maquillado. Algunos ejercicios solo requieren un minuto.

Será más efectivo si conoces los músculos a trabajar

El método Muraki consiste en relajar los músculos. En este libro no solo aprenderás a reconocer los músculos que se trabajan en cada técnica, también sabrás cómo ejercitarlos correctamente y reconocerás las zonas más tensas de tu cuerpo.

Cuidado personal en la ducha

Si durante la hora del baño dedicas tiempo a tu cuidado personal, tu temperatura corporal aumentará y la circulación de la sangre y la linfa mejorarán. Además, el calor te ayudará a relajar los músculos y a acelerar el metabolismo.

Al principio de cada parte del libro, te presento unos cuidados básicos que puedes poner en práctica mientras te duchas o tomas un baño. Solo necesitarás tres minutos.

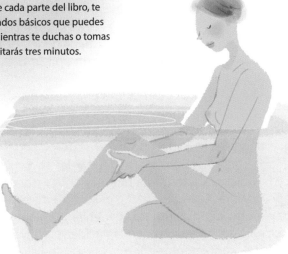

Por qué rejuvenecemos con el método Muraki

El método Muraki es un conjunto de técnicas de rejuvenecimiento que combina los puntos fuertes de diversas prácticas de mantenimiento físico. La masa muscular se reduce con el paso del tiempo y los malos hábitos. En consecuencia, se produce un efecto negativo, el envejecimiento, que se manifiesta tanto en el interior como en el exterior de nuestro cuerpo. Para detener este proceso, es necesario realizar ejercicios que se centren en los huesos y en los músculos y, de ese modo, activen la circulación de la linfa; además, para ello no se requieren habilidades ni herramientas especiales. Otra alternativa consiste en aplicar presión en zonas concretas y, luego, añadir movimiento.

El método Muraki se caracteriza porque se puede llevar a cabo en cualquier momento de manera sencilla. No importa si te invade el cansancio o si todavía estás maquillada, con esta técnica trabajarás las zonas más profundas de tu cuerpo con gran eficiencia.

Mucha gente se sorprende al notar los músculos más relajados y flexibles. Para lograrlo, primero debes tratar las partes del cuerpo que más te inquietan. En el libro leerás sobre cómo abordar cada uno de los síntomas del envejecimiento desde la raíz. Además, no solo acabarás con la flacidez y rejuvenecerás la cara y el cuerpo, también obtendrás resultados adicionales como, por

3 enfoques para reducir el envejecimiento

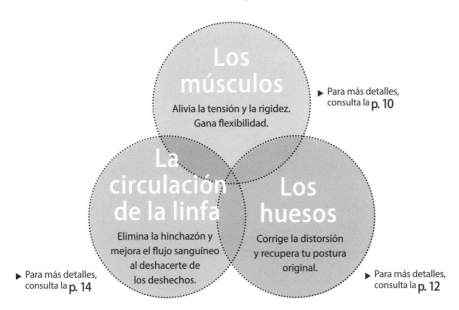

Los músculos
Alivia la tensión y la rigidez. Gana flexibilidad.

▶ Para más detalles, consulta la **p. 10**

La circulación de la linfa
Elimina la hinchazón y mejora el flujo sanguíneo al deshacerte de los deshechos.

Los huesos
Corrige la distorsión y recupera tu postura original.

▶ Para más detalles, consulta la **p. 14**

▶ Para más detalles, consulta la **p. 12**

ejemplo, la reducción de la fatiga visual después de haber ejercitado los ojos (p. 48).

Con independencia de las partes que quieras mejorar especialmente, practica también los cuidados de aquellas zonas que notes tensas o agarrotadas. Este libro te resultará útil para cuidarte a diario.

Los músculos

Por qué envejecemos: alivia la rigidez muscular y gana elasticidad

Con la edad, la piel pierde tersura, aparecen las arrugas y no sabemos cómo ponerle remedio. Pero ¿y si te dijera que esto se debe a la rigidez muscular? Con el paso de los años, las fibras musculares se endurecen poco a poco y se reducen. A esto se le suman nuestro estilo de vida y los malos hábitos, pues ejercitar los músculos demasiado o muy poco provoca que se tensen, tiren de los huesos y provoquen distorsiones en el rostro y el cuerpo. Además, la circulación de la sangre y de la linfa se ralentizan, lo que provoca que las toxinas se acumulen en la piel y que esta se vuelva flácida. Como resultado, aparecen los síntomas del envejecimiento.

Nos encorvamos y tensamos el cuello diariamente, lo que provoca que los músculos que rodean el cuello se vuelvan flácidos y, por consiguiente, aparezcan la papada, el pliegue nasolabial y las arrugas de las comisuras de los labios. Por esa razón, es importante tomar medidas contra el envejecimiento y aumentar la flexibilidad. Con las técnicas de cuidado personal, relajarás los músculos, equilibrarás el sistema nervioso autónomo, profundizarás la respiración y mejorarás la calidad del sueño y el funcionamiento de los órganos. En conjunto, todo esto te ayudará a recuperar la condición física.

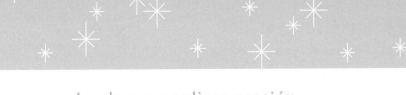

Recupera la elasticidad al destensar los músculos internos

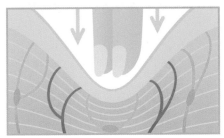

La técnica de Muraki consiste en aplicar presión sobre los músculos de forma vertical para relajarlos. Estimula la parte interna para recuperar la elasticidad y mejorar la circulación sanguínea y linfática.

Masajear la superficie no es suficiente para destensar los músculos

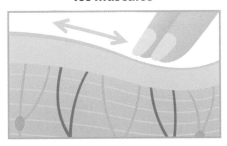

Al realizar el masaje de forma horizontal, solo estimularás la parte más superficial del músculo, por lo que los efectos no durarán demasiado.

Los huesos

Relaja los músculos y corrige la desviación de los huesos: recupera tu postura original

Una de las principales características del método Muraki es su efectividad a la hora de corregir la distorsión del cuerpo y de la cara.

Tanto los músculos como los huesos entran en juego cada vez que nos movemos; sin embargo, cuando lo primeros se agarrotan por falta de ejercicio físico y envejecimiento, tiran de los segundos hasta que perdemos el equilibrio del cuerpo. De esta forma, entramos en un círculo vicioso que va tensando nuestro cuerpo poco a poco.

De hecho, los huesos también pueden rejuvenecer si ejercitamos los músculos. Hay dos tipos de células en nuestro esqueleto: por una parte, los osteoclastos disuelven los huesos más viejos y, por otra, los osteoblastos los forman y los reparan. Cuando movemos los músculos, desarrollamos este último tipo de células, lo que se traduce en unos huesos sanos.

En definitiva, para mantener el equilibrio del esqueleto, es muy importante tratar la rigidez muscular.

En el método Muraki se hace presión con las manos o las yemas de los dedos en las partes donde se unen el hueso y el músculo para destensarlas. En algunas zonas, corregiremos la distorsión con una técnica en la que se aplica directamente una ligera presión sobre el hueso. Como resultado, recuperarás la flexibilidad muscular, mejorarás la circulación de la sangre y la linfa del área que rodee la zona masajeada, reafirmarás la piel y acelerarás el metabolismo. Al realizar los ejercicios a diario, lograrás recuperar y mantener una postura correcta.

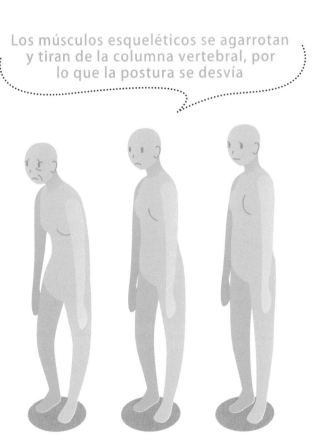

Los músculos esqueléticos se agarrotan y tiran de la columna vertebral, por lo que la postura se desvía

La columna vertebral se mueve gracias a los músculos esqueléticos. Por tanto, cuando los músculos de la parte delantera del cuerpo se agarrotan por la edad, el torso se inclina poco a poco hacia delante. Esto provocará que se acumule grasa y se pierda tersura en la piel de la cara y el cuerpo.

La circulación de la linfa

Mejora la circulación y rejuvenece el cuerpo a nivel celular

La hinchazón es otra de las consecuencias de la tensión y la rigidez muscular. La clave reside en la circulación de la linfa, un líquido que recorre los vasos linfáticos y recoge las sustancias de desecho de las células hacia los ganglios linfáticos, donde se filtra. No obstante, los vasos linfáticos no bombean la linfa por el cuerpo del mismo modo que el corazón lo hace con la sangre, sino que, en este caso, esa función la cumplen los músculos. Por eso, cuando estos se agarrotan, la sangre y la linfa se estancan. El resultado es una acumulación de líquidos y toxinas que provocan hinchazón.

Debido a esto, ni el oxígeno ni los nutrientes llegan a las células, el metabolismo se ralentiza y aparecen la celulitis y otros síntomas del envejecimiento como la flacidez. Para conseguir un efecto rejuvenecedor, es muy importante seguir una rutina diaria que nos permita recuperar la elasticidad muscular.

La linfa recorre todo el cuerpo

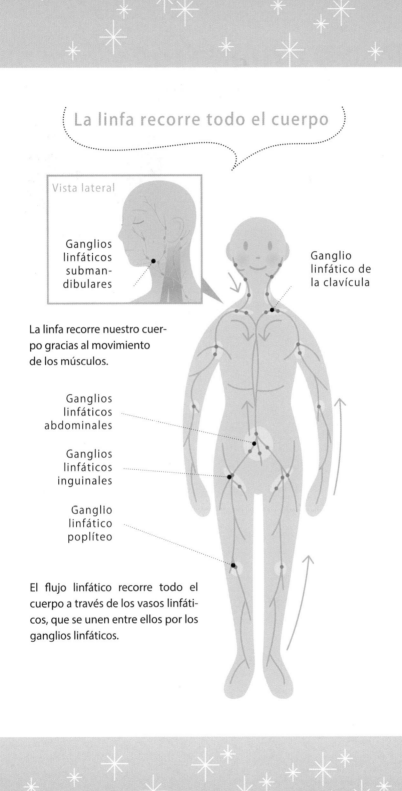

Vista lateral

Ganglios
linfáticos
subman-
dibulares

Ganglio
linfático de
la clavícula

La linfa recorre nuestro cuerpo gracias al movimiento de los músculos.

Ganglios
linfáticos
abdominales

Ganglios
linfáticos
inguinales

Ganglio
linfático
poplíteo

El flujo linfático recorre todo el cuerpo a través de los vasos linfáticos, que se unen entre ellos por los ganglios linfáticos.

¡Pon a prueba los efectos del método!

El departamento editorial de la revista Nikkei Health ha realizado un proyecto para ayudar a lectoras preocupadas por los distintos síntomas del envejecimiento. Tras haber realizado la rutina de cuidado personal por primera vez, las lectoras presentaban cambios notables en sus cuerpos.

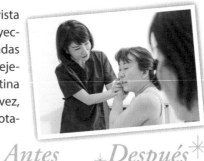

Antes *Después*
2 semanas

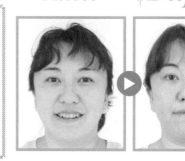

Meg (36 años)

Su elección — **Rutina de cuidado personal**

Tratamiento facial
Contorno del rostro ▶ p. 64
Mejillas flácidas ▶ p. 66
Comisuras caídas ▶ p. 68

Tratamiento muscular
Mejora la postura ▶ p. 92
Brazos flácidos ▶ p. 114

Sin hacer dieta, he reducido el contorno del brazo un centímetro, y la cintura, seis. En total, he adelgazado casi dos kilos.

Antes *Después*
2 semanas

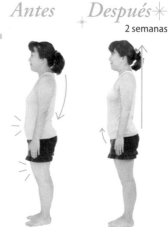

Las rutinas faciales son muy sencillas y las puedes realizar mientras haces otras cosas. Al principio me dolía la cara, pero a partir del tercer día empecé a notar la piel más tersa. Ahora tengo menos papada y mi familia me ha dicho que tengo menos líneas de expresión.

Por otro lado, también me preocupaban los brazos, pues son difíciles de tonificar. Con el entrenamiento corporal, he reducido el contorno de las extremidades un centímetro y he corregido la postura. Además, también he reducido seis centímetros de cintura y he perdido casi dos kilos sin hacer dieta.

El método Muraki

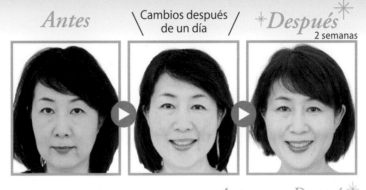

Antes \ Cambios después de un día / *Después* 2 semanas

Antes *Después* 2 semanas

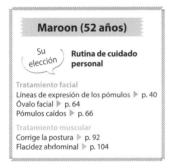

Maroon (52 años)

Su elección — **Rutina de cuidado personal**

Tratamiento facial
Líneas de expresión de los pómulos ▶ p. 40
Óvalo facial ▶ p. 64
Pómulos caídos ▶ p. 66

Tratamiento muscular
Corrige la postura ▶ p. 92
Flacidez abdominal ▶ p. 104

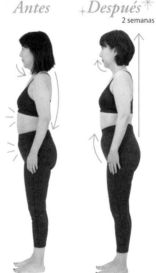

No siento tensión en el rostro y he realizado los ojos y los pómulos. Además, he reducido seis centímetros la parte inferior del abdomen.

Solo había realizado la rutina de cuidado personal una vez, así que me sorprendió mucho notar los cambios alrededor de los ojos y en los pómulos. Ahora ya no siento tirantez cuando sonrío y tengo el cuello y el escote más firmes. Además, mi hija me ha dicho que mi rostro es más fino.

También probé los tratamientos para el abdomen y la hinchazón ha disminuido bastante. ¡He reducido el abdomen seis centímetros en dos semanas y los pantalones del trabajo me quedan grandes!

¡Mejora el equilibrio y reduce la rigidez de la postura!

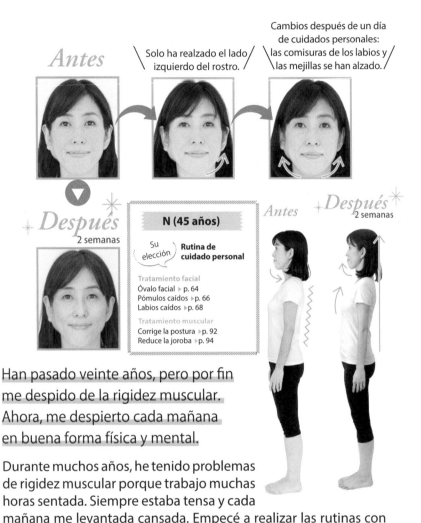

Antes

Solo ha realzado el lado izquierdo del rostro.

Cambios después de un día de cuidados personales: las comisuras de los labios y las mejillas se han alzado.

Después
2 semanas

N (45 años)

Su elección — **Rutina de cuidado personal**

Tratamiento facial
Óvalo facial ▸ p. 64
Pómulos caídos ▸ p. 66
Labios caídos ▸ p. 68

Tratamiento muscular
Corrige la postura ▸ p. 92
Reduce la joroba ▸ p. 94

Antes

Después
2 semanas

Han pasado veinte años, pero por fin me despido de la rigidez muscular. Ahora, me despierto cada mañana en buena forma física y mental.

Durante muchos años, he tenido problemas de rigidez muscular porque trabajo muchas horas sentada. Siempre estaba tensa y cada mañana me levantada cansada. Empecé a realizar las rutinas con las pelotas de tenis y, al principio, tuve la espalda dolorida durante unos días. Sin embargo, el malestar desapareció y comencé a notar la espalda más relajada.

Por otro lado, al despertar me siento revitalizada y de buen humor. Asimismo, estas rutinas de cuidado personal no cuestan dinero y me hacen sentir mejor cada día. Se han convertido en un hábito indispensable.

Flacidez facial y corporal

Acaba con el rostro cansado y mejora la vista.
Corregí la postura y completé media maratón.

Antes

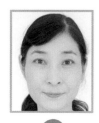

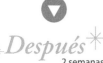

Después
2 semanas

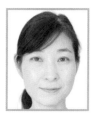

Antes tenía la espalda muy encorvada y me decían que me sobresalía demasiado el cuello. Si estaba cansada, se me caían los párpados y, además, me veía más envejecida. Ahora, cada vez que necesito trabajar frente al ordenador, reservo unos minutos para hacer las rutinas faciales. Entonces, me doy cuenta de hasta qué punto tenía los músculos rígidos. Por otra parte, cuando relajo el rostro, mis ojos parecen más grandes. También he conseguido realzar el pecho de manera natural y, aunque pase muchas horas sentada, ya no siento esa tensión ni en los hombros ni la espalda. Y he dejado de sufrir dolores musculares cuando corro. Me siento mucho mejor y lo intentaré con una maratón entera.

Antes *Después*
2 semanas

Tomo (46 años)

Su elección Rutina de cuidado personal

Tratamiento facial
Rutina básica para rejuvenecer el rostro ▸ p. 30

Tratamiento muscular
Corrige la postura ▸ p. 92
Reduce la joroba ▸ p. 94
Espalda flácida ▸ p. 116

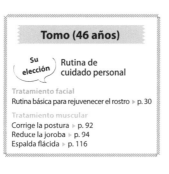

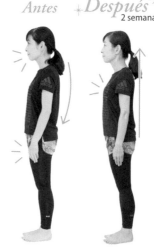

Antes *Después*

Método Muraki

**Autocuidado para los músculos faciales.
¡El truco para corregir la distorsión!**

La editora K (52 años) ha realizado los tratamientos de cuidado personal durante tres semanas para el surco nasogeniano (p. 38) y las líneas de expresión de los pómulos (p. 40). Podemos apreciar una mejora alrededor de la boca y en las comisuras de los labios.

La búsqueda de la belleza natural debe hacerse desde el interior para establecer una rutina de cuidado personal efectiva

Todo empezó con un complejo

Creo que soy la usuaria que más aprecia los beneficios de mi método, pues lo creé a raíz de mis propios complejos. Cuando era adolescente, pensaba que mi cara era muy grande, además, tenía acné y usaba mucho maquillaje para cubrirlo. Por aquel entonces, creía que, si adelgazaba, mi rostro también se reduciría. Así que, a pesar de no necesitarlo, me puse a dieta y estuve a punto de sufrir anorexia.

Más adelante, conseguí un trabajo en la industria de la belleza para tratar de verme más guapa. Como esteticista, empecé a realizar tratamientos para mejorar el flujo linfático y comprendí que masajear solo la superficie tenía unos efectos muy limitados.

Después, empecé a trabajar en un salón de estética adjunto a una clínica de medicina estética y, tras ver los rápidos resultados que ofrecían los equipamientos médicos más modernos, investigué tratamientos manuales mucho más efectivos. Además, una ventaja de este trabajo era que, cuando me surgía una duda relacionada con la medicina, podía pedir consejo a los doctores.

La búsqueda de un tratamiento efectivo

Como esteticista solía estar muy ocupada; no obstante, asistí a muchas charlas sobre tratamientos y terapias fisiológicas impartidas por médicos de gran prestigio. Si realizaba un tratamiento, preguntaba y aplicaba a mi propio método las técnicas que aprendía. Hoy en día, todavía recopilo información de esa manera. Como resultado de toda la investigación, surgió el método de cuidado personal para aliviar la rigidez muscular.

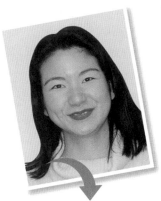

Antes
20 años

Cuando tenía veinte años, me preocupaba el tamaño de mi cara y me acomplejaban la nariz y los ojos.

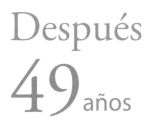

Después
49 años

Al corregir la estructura de los huesos, la hinchazón desapareció y ahora tengo un rostro más definido.

Mientras buscaba el método más eficaz para relajar los músculos, corregir y mantener el cuerpo, me quedé muy impresionada con la teoría de los ejercicios de acondicionamiento físico y con los estiramientos médicos.

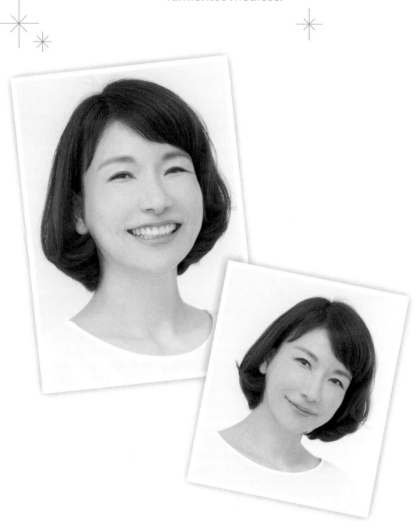

Un enfoque muscular más profundo y efectivo

Cuando trabajaba, siempre estaba inclinada hacia delante, tenía el cuello y los hombros tensos y apretaba mucho los dientes, una acción que también fomenta el envejecimiento del rostro. En aquel momento, ya sabía que, para obtener unos resultados efectivos, necesitaba centrarme en la musculatura, pero me preocupaba que se produjera un efecto rebote, por lo que me centré en la estructura ósea del cuerpo. Pasaba todo mi tiempo libre estudiando. Además, en esa época noté que tenía la cadera desviada y, con la ayuda de un doctor, corregí la distorsión pélvica. Este tratamiento no solo tuvo efecto en la pelvis, sino que también mi cara rejuveneció.

Aprendí que, cuando recuperas la elasticidad muscular, las articulaciones y los órganos regresan a su posición original y a su vez mejora la condición de todo el cuerpo. Comprendí que, si uno es consciente de sus malos hábitos y de cómo usa los músculos, podrá aliviar la rigidez muscular. Sin embargo, no importaba lo bueno que fuera el método, no quería dar con una técnica de autocuidado en la que tuviera que usar la fuerza. Por eso, me centré en desarrollar una técnica que estirara los músculos. Había completado la base sobre la que desarrollar mi método.

Compartir la alegría de embellecer el cuerpo y la mente

La búsqueda de una técnica mejor nunca termina. Por suerte, he tratado a muchas actrices y modelos que han visto cómo su cara rejuvenecía a diario. Creo que mi método es el que más detalle ofrece y el más efectivo para equilibrar un rostro delicado. He empleado mis propias técnicas y he acabado con la hinchazón facial. Ahora que estoy en forma, siento el cuerpo más liviano y la mente, más tranquila. Precisamente por eso estamos más alegres; cuando el cuerpo entero rejuvenece, el corazón se siente más ligero. La razón por la que he escrito este libro es que quiero transmitir esa felicidad a toda la gente que pueda. Me encantaría ayudar a aquellas personas que se preocupan los síntomas del envejecimiento.

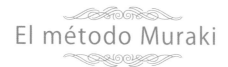

Realiza el método Muraki en casa

Una de las características principales de los masajes del método Muraki es la técnica conocida como la «mano de Dios», que consiste en masajear la zona afectada mientras colocas las manos de diversas formas. Aquí te dejo algunos consejos para que realices esta técnica con facilidad. El objetivo es destensar con suavidad las capas más profundas del músculo aplicando la presión justa en la parte deseada.

La roca relajante

Movimientos circulares con los dedos

Cierra las manos con suavidad y forma dos puños. Ahora, realiza movimientos circulares con la zona de los nudillos. Puedes usar el del dedo índice para señalar el área objetivo.

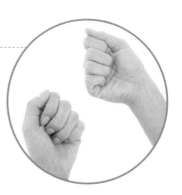

Manos de erizo de mar

Usa tu propio peso para aplicar presión con firmeza y comodidad

Para esta técnica, pon una mano encima de la otra y aplica presión usando tu propio peso. Aprieta al exhalar y dibuja un círculo para relajar los músculos. No ejerzas demasiada fuerza; no deberías cansarte.

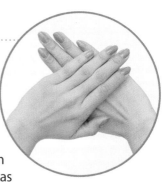

Punto de agarre

Presiona verticalmente con los dedos para mover y relajar el músculo

Coloca los dedos como si quisieras agarrar algo y muévelos sobre el músculo a la vez que aplicas presión. El objetivo es moverlos hacia los lados para relajarlos. En mi método, lo empleo para masajear las piernas.

El gancho

Aplica presión con la parte de arriba

Flexiona el dedo en forma de gancho y aplica presión sobre la zona deseada con la parte superior de este. Así, aplicarás presión con firmeza, pero con menos fuerza que con la yema de los dedos, y alcanzarás las capas musculares más profundas. Otra variación es pellizcar con la ayuda del dedo pulgar desde los laterales.

Pellizco

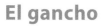

Pellizca y no lo sueltes

Esta técnica consiste en pellizcar con firmeza aquellas partes donde se acumula la grasa y que están rígidas. Para ello, agarra la zona objetivo con toda la mano y pellízcala para destensarla. Con esta técnica relajarás las partes más profundas con facilidad, pues no requiere de mucha fuerza.

Trucos para potenciar los efectos

Buena postura

— ✳ —

Aplicar las técnicas de cuidado personal con la espalda encorvada y el cuerpo inclinado reduce su efecto a la mitad. Permanecer con la espalda erguida es importante para relajar los músculos y mantener el equilibrio. No lo pienses, déjate llevar, relaja el cuerpo y mira hacia delante.

No dejes de respirar

— ✳ —

¿A veces dejas de respirar o lo haces de forma superficial porque estás demasiado concentrada en el ejercicio? Es importante que te relajes y respires lenta y profundamente o la cara y el cuerpo permanecerán en tensión.

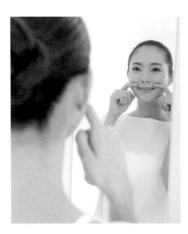

Usa un espejo

— ✳ —

Mirarte al espejo te resultará útil durante el tratamiento facial porque verás el efecto de las rutinas en ambos lados del rostro al momento y te motivará a seguir adelante.

✦ Parte 1 ✦
·✦·

Método antienvejecimiento para los músculos faciales

Cara

¿Por qué rejuvenecen

Durante mis años de trabajo, he visto que son pocas las personas que no tienen ningún tipo de signo de envejecimiento en el rostro. Mucha gente, por ejemplo, aprieta los dientes sin darse cuenta, y este gesto provoca tensión en los músculos faciales, que conduce a la aparición de varios síntomas de envejecimiento.

En este capítulo, disfrutarás del efecto rejuvenecedor del método Muraki y conseguirás un rostro más joven.

1 Para una expresión simétrica y sin distorsión

Cuando miramos a alguien, muchas veces nos fijamos en sus defectos, como los labios caídos o la nariz torcida. Ciertas investigaciones han demostrado que al cerebro le gustan las caras simétricas, por ello consideramos guapas a aquellas personas que no tienen ninguna distorsión en el rostro. Al relajar los músculos faciales, disfrutarás de un rostro más joven y expresivo.

2 Para un contorno natural

Cuando los músculos faciales se tensan, tiran del cráneo y nos deforman el rostro.

Para obtener un efecto rejuvenecedor, debemos conseguir una frente y unas mejillas redondeadas y naturales. Con las técnicas diarias de cuidado personal, realzarás los músculos afectados.

3 Para una piel fresca y elástica

Para que el rostro parezca más joven, es imprescindible tener una piel firme y elástica. Además, solo con una buena circulación sanguínea y linfática mantendrás la piel fresca. También es muy importante disminuir la tensión muscular para reducir los síntomas del cansancio.

Al mejorar la circulación, ajustarás el ciclo metabólico de las células de la piel, que recuperarán la elasticidad. Así, acabarás con la flacidez y las arrugas desde el interior y, como resultado, tu rostro rejuvenecerá.

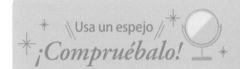

Usa un espejo

¡Compruébalo!

Revisa la simetría del rostro

Mira al frente y busca diferencias entre el lado derecho y el izquierdo. Si hallas alguna, significará que hay una distorsión. Una vez hayas convertido las técnicas de autocuidado en un hábito, utiliza el espejo para comprobar los resultados.

☑ Posición de las cejas

Coloca la yema del pulgar en el centro de las cejas. Si se encuentran a diferentes alturas, es posible que haya algún músculo tensado.

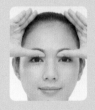

☑ Altura de la boca

La boca es una zona que se distorsiona con mucha facilidad. Coloca la yema de los dedos índice en las comisuras de los labios para comprobar si hay alguna diferencia de altura entre los lados derecho e izquierdo.

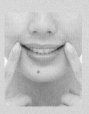

☑ Equilibrio de la mandíbula

Si con el pulgar notas una hendidura detrás de las orejas es una evidencia de que los músculos están tensos.

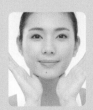

Bases del
cuidado facial
rejuvenecedor

Aquí te presento los cuidados básicos del método Muraki. No te preocupes si no tienes tiempo: realiza la rutina de cuidados personales durante el baño. El cuidado continuo es fundamental para que consigas un efecto antienvejecimiento.

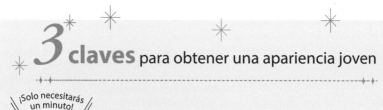

3 claves para obtener una apariencia joven

¡Solo necesitarás un minuto!

PUNTO 1 **Corrige la distorsión** *32*

Si el cráneo está equilibrado al haber destensado los músculos del rostro, realzarás los pliegues nasolabiales y la flacidez. Esta técnica es imprescindible para crear una base que soporte una piel firme.

PUNTO 2 **Eleva los músculos caídos** *34*

Cuando el músculo masetero, uno de los involucrados en el proceso de masticación, y el músculo platisma, que se extiende desde el mentón hasta el cuello, se tensan y endurecen, el rostro se distorsiona y aparece la flacidez. Si relajas los músculos y recuperas la elasticidad muscular, elevarás las comisuras de los labios.

PUNTO 3 **Consigue unos ojos más grandes** *35*

Al abrir los ojos, también movemos el músculo de la frente. Sin embargo, cuando ocurre, este se tensa y los párpados y el resto del rostro pierden tersura. En cuanto los relajes, lograrás mover el resto de la cara con facilidad.

¡Practícalo a la hora del baño!

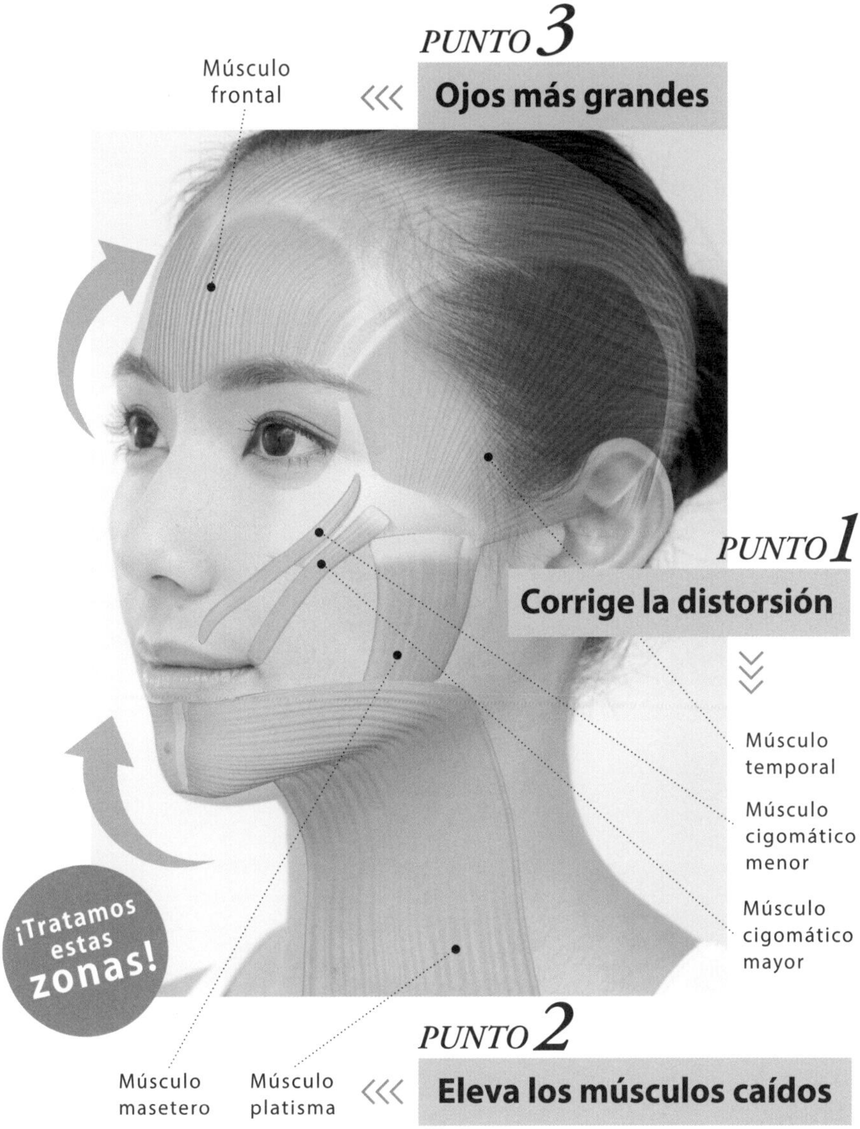
PUNTO 3
Ojos más grandes
Músculo frontal
PUNTO 1
Corrige la distorsión
Músculo temporal
Músculo cigomático menor
Músculo cigomático mayor
¡Tratamos estas zonas!
PUNTO 2
Eleva los músculos caídos
Músculo masetero
Músculo platisma

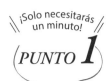

Corrige la distorsión

Mueve la boca para relajar los músculos que se entrelazan en los pómulos con el objetivo de mover la mandíbula con más facilidad.

1 Coloca las manos en la cabeza con ambos pulgares bajo los pómulos

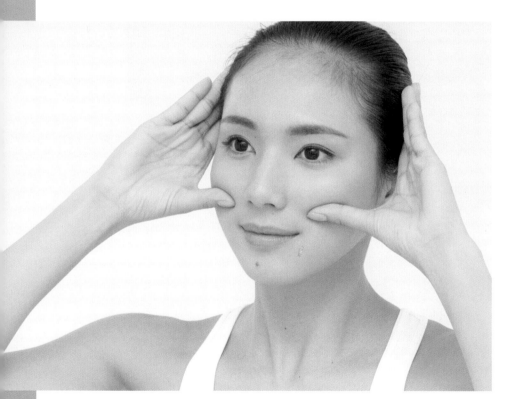

Con los pulgares bien abiertos, coloca las yemas de estos debajo de los pómulos. Coloca el resto de los dedos en la región temporal, como si te sujetaras la cabeza.

2 Aplica presión con los pulgares y abre y cierra la boca

Coloca los pulgares aproxima-damente un centímetro y me-dio por debajo de los pómulos y aplica presión con la yema de los dedos en diagonal hacia arri-ba. Abre y cierra la boca como si dijeras «ah, uh». Repítelo seis veces. Mantén los dedos fijos en la región temporal y repite el ejercicio mientras cambias los pulgares de lugar en los cuatro puntos indicados.

Ah

6 series
x **4** puntos
(ambos
lados)

Uh

La clave es hacer presión sobre el hueso con las yemas de los de-dos por debajo de los pómulos y subir poco a poco en diagonal. Presiona con firmeza los músculos de las mejillas mientras los destensas en los cuatro puntos señalados, hasta la hendidura que encontrarás frente a las orejas.

*PUNTO***2**

Eleva los músculos caídos

Este punto se centra en relajar el músculo masetero, pues se tensa con mucha facilidad, sobre todo la parte inferior. Sé consciente de ello y cuídalo.

1 **Sujeta el músculo masetero de un lado con el pulgar de la mano contraria**

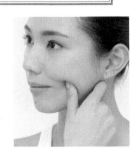

Usa el pulgar de la mano contraria para agarrar el músculo masetero desde la parte del pómulo que se hunde al abrir y cerrar la boca. Coloca el resto de los dedos bajo la mandíbula.

2 **Agarra el músculo y mueve la boca como si dijeras «ah, uh»**

Presiona el músculo masetero mientras abres y cierras la boca. Repítelo seis veces

6 series x **6** puntos (ambos lados)

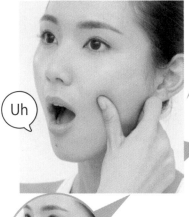

Uh

Ah

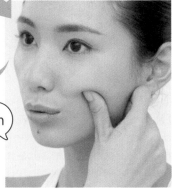

Repite el ejercicio mientras colocas los pulgares en los tres puntos indicados.

Consigue unos ojos más grandes

Trata la flacidez desde la raíz: relaja los músculos de la frente. Al aliviar la tensión, abrirás los ojos con más facilidad.

Haz movimientos circulares
con los puños para relajar la frente

5 veces
x **3** filas

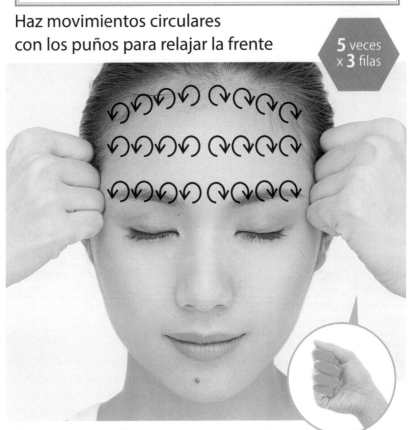

Coloca ambos puños entre las cejas y, mientras palpas el hueso, destensa el músculo con movimientos circulares en los cuatro puntos marcados hasta llegar, poco a poco, a las sienes. Repite lo mismo en el medio de la frente y en el nacimiento del cabello.

Forma un puño con la mano y usa la zona de la palma de la mano para masajearte.

Para la cara

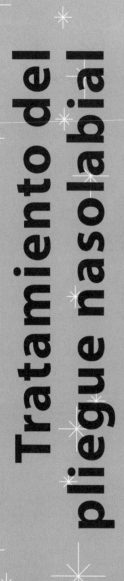

Tratamiento del pliegue nasolabial

Los pliegues nasolabiales se consideran arrugas, pero, en realidad, los causa la flacidez. Cuando los músculos de los pómulos se debilitan, no pueden sostener la piel y esta se descuelga. Decide las partes que quieres tratar y realza la piel desde el interior.

¡Nos centraremos en estas partes!

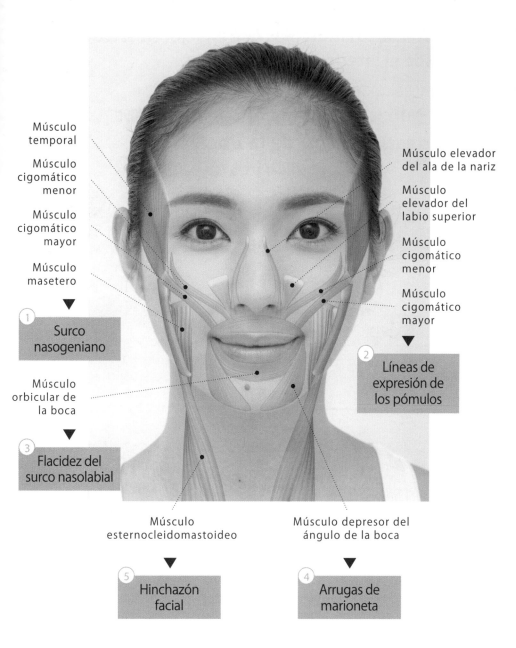

Músculo
temporal

Músculo
cigomático
menor

Músculo
cigomático
mayor

Músculo
masetero

▼

**1 Surco
nasogeniano**

Músculo
orbicular de
la boca

▼

**3 Flacidez del
surco nasolabial**

Músculo elevador
del ala de la nariz

Músculo
elevador del
labio superior

Músculo
cigomático
menor

Músculo
cigomático
mayor

▼

**2 Líneas de
expresión de
los pómulos**

Músculo
esternocleidomastoideo

Músculo depresor del
ángulo de la boca

▼

**5 Hinchazón
facial**

▼

**4 Arrugas de
marioneta**

Surco nasogeniano

Destensa los músculos que envejecen el rostro desde el interior

1 Pellizca el músculo con el pulgar desde dentro de la boca

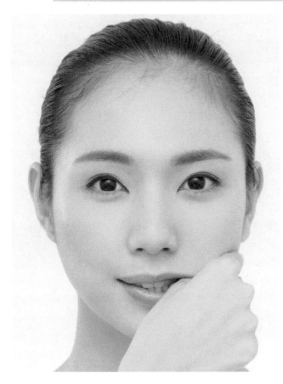

Vista lateral

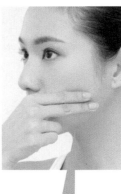

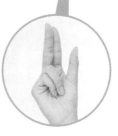

Con las manos limpias, agárrate la mejilla con el pulgar desde dentro de la boca y con el índice y el corazón por fuera. Sujeta el músculo con las yemas de los dedos y abre y cierra la boca para notar cómo se mueve.

El pulgar queda en el interior de la mejilla y los dedos índice y corazón, en el exterior.

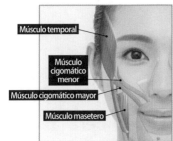

Músculo temporal

Músculo cigomático menor

Músculo cigomático mayor

Músculo masetero

◀ ¡Partes que trabajaremos!

Con esta técnica aliviarás la rigidez muscular provocada por el bruxismo. Para ello, pellizca los músculos desde el interior y abre y cierra la boca. Recuperarás la elasticidad de los músculos cigomático mayor y menor, que elevan las comisuras de la boca, y el músculo masetero, que lo empleamos para masticar. Cuando los músculos recuperen su posición original, quedarán más firmes.

2 Abre y cierra la boca para aliviar la rigidez muscular

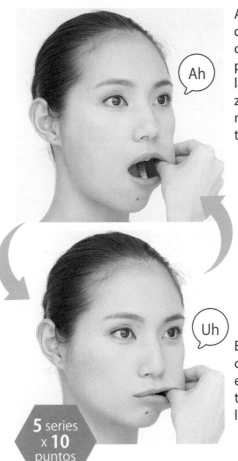

Ah

Uh

5 series × **10** puntos

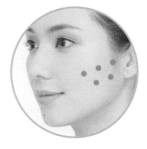

Agarra el músculo con los dedos y abre y cierra la boca, como si dijeras «ah, uh». Repítelo cinco veces para aliviar la tensión en la zona. Desplaza el dedo hacia el pómulo y realiza el mismo movimiento. Hazlo en la otra mejilla.

Empieza en la posición más cercana a la boca y realiza el ejercicio en los cinco puntos, primero en una mejilla y luego en la otra.

Líneas de expresión de los pómulos

Deshazte de los pómulos flácidos y recupera la forma de tu rostro

1 Coloca los dedos índice en horizontal para relajar los pómulos

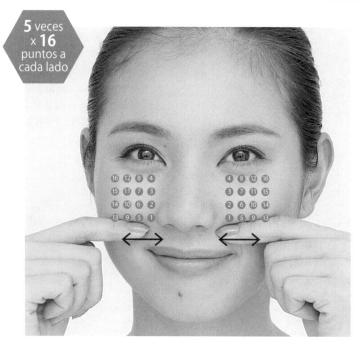

5 veces
x **16**
puntos a
cada lado

Coloca los dedos en horizontal con las uñas apuntando hacia la nariz y deslízalos unos dos centímetros de izquierda a derecha mientras haces presión sobre el hueso. Imagina que tu pómulo está dividido en cuatro filas de cuatro columnas cada una que abarcan desde el lateral de la nariz hasta el rabillo de los ojos. Realiza presión sobre cada punto imaginario de abajo hacia arriba por columnas.

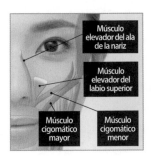

Músculo elevador del ala de la nariz

Músculo elevador del labio superior

Músculo cigomático mayor

Músculo cigomático menor

◀ ¡Partes que trabajaremos!

Las líneas de expresión de las mejillas aparecen cuando el músculo elevador del labio superior, el del ala de la nariz y los músculos cigomáticos mayores y menores, que conectan las comisuras de la boca con los pómulos, se debilitan. Con esta técnica de dos pasos, aliviarás la rigidez muscular y recuperarás la fluidez de movimiento y la tersura en los pómulos.

2 Presiona el músculo con los dedos y mueve la boca como si dijeras «eh, oh»

Con los dedos índice y corazón, sujeta los músculos que están junto a la nariz y abre y cierra la boca, como si dijeras «eh, oh, eh, oh». Repítelo diez veces mientras notas cómo los músculos se expanden y contraen. Con el primer movimiento, el de «eh», la nariz se expande, mientras que con el segundo, el de «oh», se estira la parte inferior de esta. Repítelo en los dieciséis puntos del paso uno.

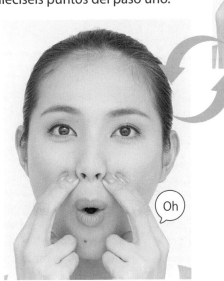

Eh

Oh

10 series x **16** puntos a cada lado

Flacidez del surco nasolabial

Relaja los músculos que rodean la boca y corrige la distorsión

1 **Con la punta de los dedos índice y corazón, haz presión y realiza movimientos verticales para destensar los músculos que rodean la boca**

10 repeticiones

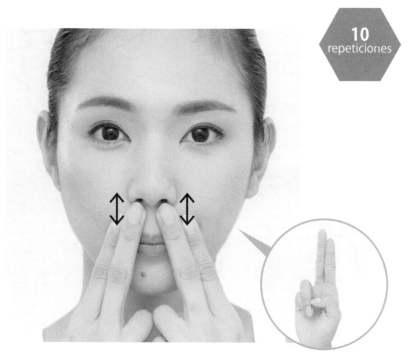

El músculo orbicular es el que rodea la boca. Coloca los dedos índice y corazón justo en el centro, bajo la nariz, y muévelos de arriba abajo diez veces.

Junta los dedos índice y corazón para presionar el músculo con la punta.

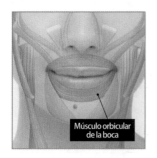

Músculo orbicular
de la boca

¡Partes que trabajaremos!

A medida que envejecemos, el músculo orbicular de la boca se hunde y pierde tersura, lo que puede provocar que la boca se desvíe y que aparezcan arrugas. Durante el tratamiento, imagina que estás aflojando el hueso de forma perpendicular a los músculos.

2 Coloca los dedos sobre las comisuras de los labios

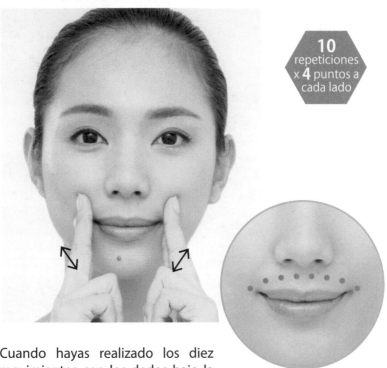

10 repeticiones x **4** puntos a cada lado

Cuando hayas realizado los diez movimientos con los dedos bajo la nariz, muévelos un poco hacia los lados y repite esto a medida que te acercas a las comisuras de los labios. La posición de los dedos debe seguir la curva que forma el músculo orbicular.

Empieza bajo la nariz y cambia de posición hasta llegar a las comisuras de la boca. Hay un total de cuatro puntos en cada lado.

Tratamiento facial. Pliegue nasolabial

Arrugas de marioneta

Alivia la tensión en el músculo para relajar la boca

1 **Destensa la parte inferior de la comisura de la boca con la segunda articulación del dedo índice**

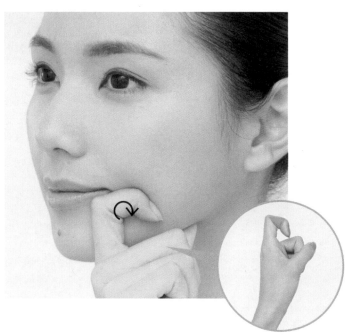

Forma un gancho con el dedo índice derecho y apoya el lateral exterior bajo la comisura izquierda. Apoya el pulgar en la barbilla mientras realizas movimientos circulares con el índice. Repítelo cinco veces.

Cierra la mano, levanta el índice y dóblalo en forma de gancho. Apoya la segunda articulación en la piel.

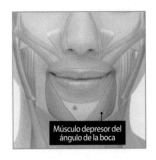
Músculo depresor del ángulo de la boca

◀ ¡Partes que trabajaremos!

Las arrugas de marioneta son unas líneas verticales que van desde las comisuras de los labios hasta la barbilla. Para remediarlas, es necesario aliviar la tensión acumulada en el músculo depresor del ángulo de la boca, cuya función principal es la de desplazar las comisuras de los labios hacia abajo. También está involucrado en el proceso de mastica-ción, por lo que recomiendo el ejercicio a aquellas personas que sufran de bruxismo.

2 Haz presión a lo largo del músculo depresor del ángulo de la boca

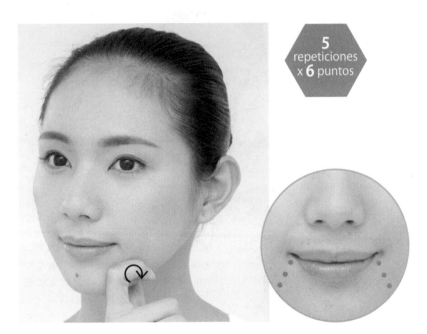

5 repeticiones x **6** puntos

Mientras mueves el dedo índice hacia abajo, sujeta y relaja el músculo depresor del ángulo de la boca. Haz lo mismo en el lado contrario.

Usamos el músculo depresor del ángulo de la boca cuando movemos las comisuras hacia los lados o hacia abajo. Masajea los tres puntos que las conectan con el mentón.

45

Hinchazón facial

La rigidez muscular bloquea la circulación de la linfa por la zona cervical

1 Coloca ambas manos alrededor del cuello y presiona el esternocleidomastoideo con los pulgares

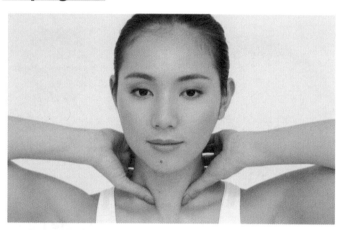

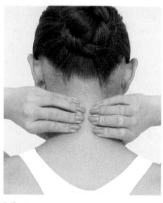

Vista trasera

Sostén el cuello con ambas manos y usa los pulgares para aplicar presión sobre el músculo esternocleidomastoideo desde el lateral, por detrás de la oreja hasta clavícula. Asegúrate de presionar en la posición correcta para no oprimir la arteria carótida y para que no te duela. Coloca los otros cuatro dedos sobre las cervicales para tener un punto de apoyo.

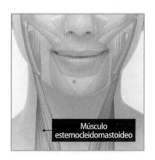

Músculo esternocleidomastoideo

◀ ¡Partes que trabajaremos!

A diario inclinamos el cuello constantemente, y esto provoca que el músculo esternocleidomastoideo se tense. En esta área se encuentran los ganglios linfáticos del cuello, por lo que, al relajar la zona, evitaremos que la linfa que fluye hacia la cara se estanque. También corregirás la mala postura, el cuello ya no sobresaldrá y te desharás de la hinchazón.

2 Relaja el cuello asintiendo y negando con la cabeza

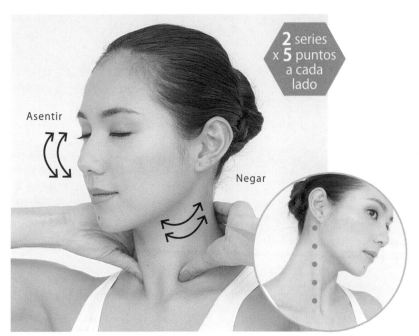

Asentir

2 series x 5 puntos a cada lado

Negar

Mientras presionas el esternocleido-mastoideo con el pulgar, mueve el cuello ligeramente hacia los lados cinco veces, como si negaras. A continuación, asiente con la cabeza cinco veces más. Repite la serie dos veces antes de avanzar al siguiente punto con el pulgar.

El músculo esternocleidomastoideo va desde detrás de la oreja hasta la clavícula. De abajo hacia arriba, haz presión en estos cinco puntos.

47

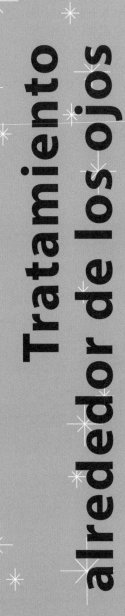

Para la cara

Tratamiento alrededor de los ojos

Alrededor de los ojos se juntan muchos de los músculos que empleamos para gesticular y que, además, nos ayudan a ver mejor. Por tanto, aliviar la tensión en esta zona nos permitirá mantener los ojos sanos. Este apartado resultará especialmente útil a todas aquellas personas que pasan muchas horas frente a una pantalla.

¡Nos centraremos en estas partes!

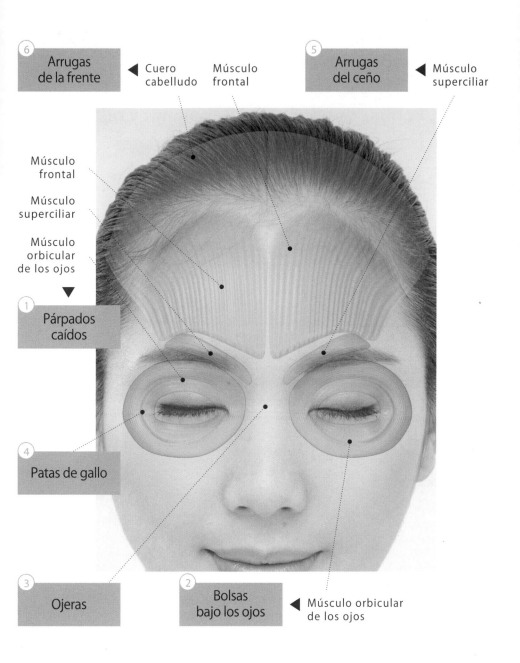

6 Arrugas de la frente

◀ Cuero cabelludo

Músculo frontal

5 Arrugas del ceño

◀ Músculo superciliar

Músculo frontal

Músculo superciliar

Músculo orbicular de los ojos

▼

1 Párpados caídos

4 Patas de gallo

3 Ojeras

2 Bolsas bajo los ojos

◀ Músculo orbicular de los ojos

Párpados caídos

Doble tratamiento para la frente y los músculos que rodean los ojos

1 **Formas dos puños con las manos y relaja la frente con movimientos circulares**

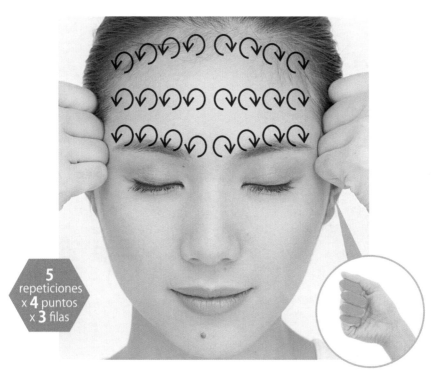

5
repeticiones
x **4** puntos
x **3** filas

Coloca ambos puños entre las cejas y, mientras palpas el hueso, destensa el músculo con movimientos circulares en los cuatro puntos marcados hasta llegar, poco a poco, a las sienes. Repite el mismo procedimiento en el medio de la frente y en el nacimiento del cabello.

Forma un puño con la mano y usa la zona de la palma de la mano para masajearte.

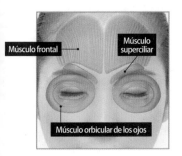

Músculo frontal
Músculo superciliar
Músculo orbicular de los ojos

Los párpados caídos aparecen cuando el músculo frontal se tensa. Por tanto, al relajar los músculos superciliares y los orbiculares de los ojos, que empleamos para abrir los ojos, estos parecerán más grandes y te costará menos abrirlos.

2 Aplica presión desde el interior de la ceja hasta la esquina externa de los ojos mientras asientes y niegas con la cabeza

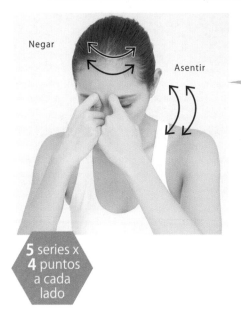

Negar

Asentir

5 series x 4 puntos a cada lado

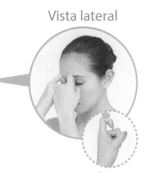

Vista lateral

Forma un gancho con el índice y presiona la ceja con el lateral externo.

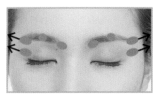

Apoya los codos sobre la mesa y coloca los dedos índice en el ceño. Deja caer el peso de la cabeza sobre las manos para ejercer presión. En esta posición, asiente ligeramente cinco veces y después niega otras cinco. Repite en los cuatro puntos marcados.

Aplica presión en ambos lados a la vez en cuatro puntos distintos: el ceño, el centro de las cejas, la esquina exterior de las cejas y la comisura de los ojos. Mientras realizas el ejercicio, céntrate en el músculo orbicular que rodea el ojo.

Bolsas bajo los ojos

Entrena y realza los músculos debilitados del párpado inferior

1 **Con la yema de los dedos, sujeta el arco de la ceja para mantener fijo el párpado superior**

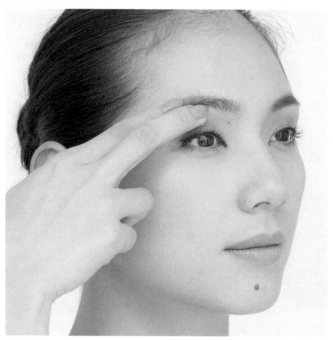

Mirando al frente, apoya los dedos índice y corazón en el arco de la ceja y presiona ligeramente para fijar el músculo orbicular de los ojos.

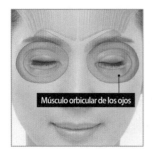

Músculo orbicular de los ojos

◀ ¡Partes que trabajaremos!

La mayoría de la gente no mueve los párpados inferiores cuando abre y cierra los ojos. Esto provoca que el músculo orbicular se debilite y pierda su capacidad de sujeción, por lo que se hunde y da pie a la aparición de las bolsas. Además, la grasa se acumula con mucha facilidad en esta zona, de modo que nos centraremos en entrenar el músculo que conecta directamente con el párpado inferior.

2 Cierra el párpado inferior

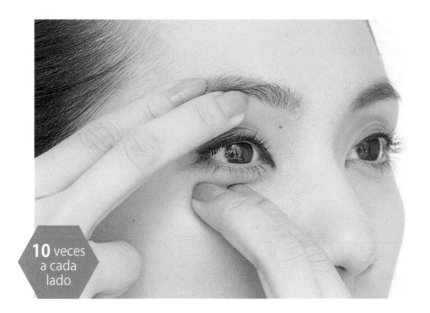

10 veces
a cada
lado

Sin mover el párpado superior, presiona ligeramente el inferior con los dedos de la mano contraria hasta cerrarlo. Si notas el aleteo del párpado inferior, significa que el músculo está trabajando bien. Repítelo diez veces y haz lo mismo con el otro ojo.

Ojeras

Estimula el músculo y mejora la circulación

1 Presiona el hueso alrededor de los ojos y tira de la nariz

Coloca el pulgar en la hendidura sobre el lagrimal (en el hueso que rodea los ojos) y el índice y el corazón en la cabeza. Con la otra mano, sujétate el puente de la nariz con el índice y el pulgar, y apoya los demás dedos en la cara. Tira hacia abajo.

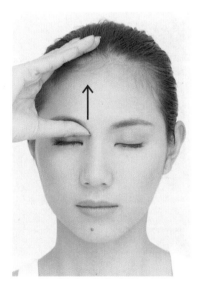

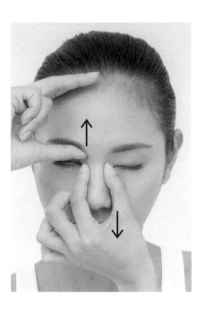

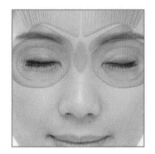

◀ ¡Partes que trabajaremos!

En la esquina interna de las cejas, al igual que en todo el centro de la cara, hay muchos vasos sanguíneos. Sin embargo, es una parte que movemos muy poco, por lo que la sangre y la linfa se estancan. En consecuencia, aparecen las ojeras. Para evitarlo y mejorar la circulación en esta zona, te recomiendo que estimules el movimiento muscular. También resulta útil para aliviar la vista cansada.

2 Aguanta la cabeza con los dedos y muévela

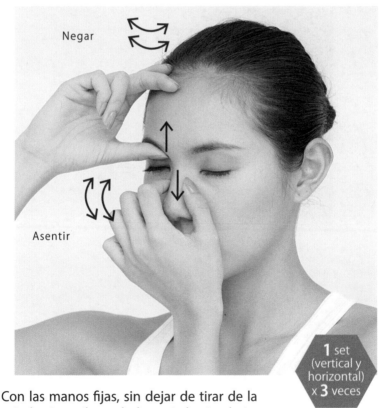

Negar

Asentir

1 set
(vertical y
horizontal)
x **3** veces

Con las manos fijas, sin dejar de tirar de la ceja hacia arriba y de la nariz hacia abajo, mueve la cabeza de arriba abajo y luego hacia los lados. Repite el set tres veces.

Patas de gallo

Entrenamiento de los músculos que sostienen la piel

1 Sujeta el rabillo de los ojos para fijarlo

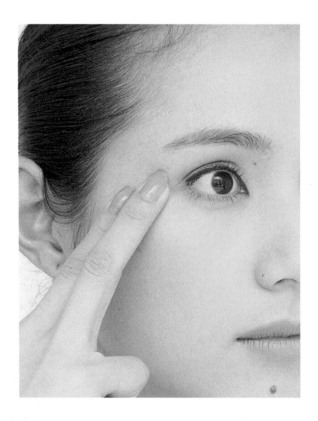

Con la yema de los dedos índice y corazón, presiona las patas de gallo a la vez que miras hacia arriba y tira suavemente de la piel.

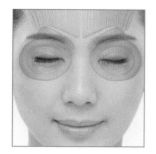

◀ ¡Partes que trabajaremos!

El músculo orbicular es el que más trabaja al abrir y cerrar los ojos. Cuando se tensa, la parte interna de la piel se contrae y, por consiguiente, aparecen las arrugas. Como la piel de esta zona es tan fina, debes asegurarte de sentir el hueso al realizar el ejercicio.

2 Nota cómo el músculo se mueve al abrir y cerrar los ojos

10 veces a cada lado

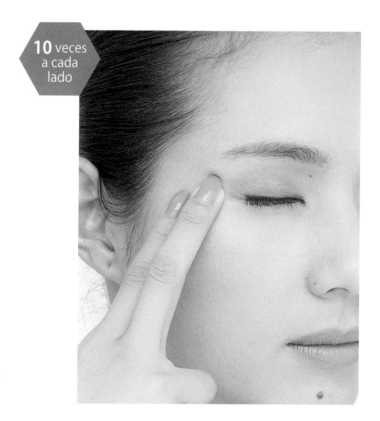

Mira hacia delante. Con los dedos apoyados en el rabillo de los ojos, ábrelos todo lo que puedas y, al cerrarlos, nota el movimiento del músculo. Realiza diez repeticiones en cada lado.

Arrugas del ceño

Acaba con la tensión muscular que forma las arrugas

1 **Estira la piel de la frente y haz masajes laterales**

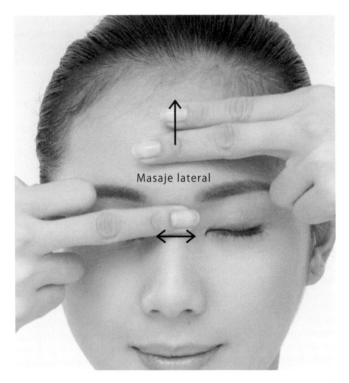

Masaje lateral

Coloca los dedos índice y corazón en horizontal sobre la frente, y tira hacia arriba con suavidad mientras aplicas presión. Lleva el dedo corazón de la otra mano al puente de la nariz, también en horizontal, y deslízalo ligeramente de izquierda a derecha. Masajea diez veces.

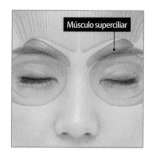

Músculo superciliar

◀ ¡Partes que trabajaremos!

El músculo superciliar nos permite fruncir las cejas. Para prevenir las arrugas del ceño, relaja la zona y destensa los músculos que se han contraído con el tiempo. Además, también mejorarás la circulación de la sangre y del sistema linfático y reafirmarás la piel desde el interior.

2 Relaja la zona entre ambas cejas para evitar la aparición de arrugas

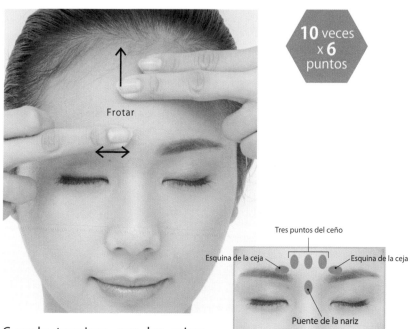

Frotar

10 veces x **6** puntos

Tres puntos del ceño

Esquina de la ceja

Esquina de la ceja

Puente de la nariz

Cuando termines con las primeras repeticiones, desliza el dedo corazón hacia la esquina interna de la ceja derecha y después de la izquierda. Para que el tratamiento sea más efectivo, desliza los dedos de la frente hacia el mismo lado que el de la nariz.

Además de masajear el puente de la nariz, destensa la esquina interna de la ceja derecha e izquierda y los tres puntos del ceño donde aparecen arrugas con mayor facilidad.

Arrugas de la frente

Estira el cuero cabelludo para realizar un tratamiento completo

1 Relaja la frente con movimientos circulares con los puños

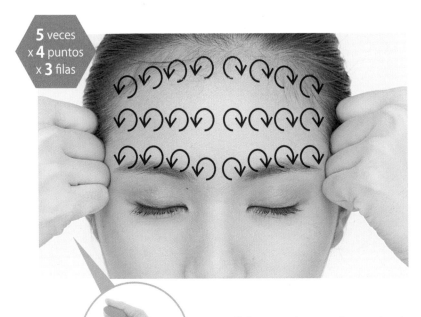

5 veces
x **4** puntos
x **3** filas

Forma un puño con la mano y usa la zona de la palma de la mano para masajearte.

Coloca ambos puños entre las cejas y, mientras palpas el hueso, destensa el músculo con movimientos circulares en los cuatro puntos marcados hasta llegar, poco a poco, a las sienes. Repite lo mismo en el medio de la frente y en el nacimiento del cabello.

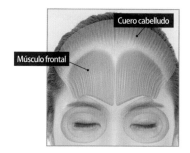

Cuero cabelludo

Músculo frontal

◀ ¡Partes que trabajaremos!

Tras destensar el músculo frontal, nos centraremos en aliviar la tensión de la coronilla y el cuero cabelludo, pues nos permitirá reafirmar el rostro y eliminar las arrugas de la frente.

2 Masajea el cuero cabelludo con los dedos, desde la frente hasta la coronilla

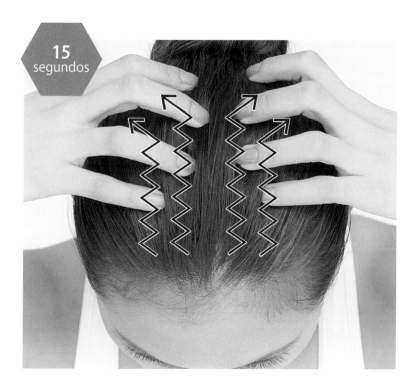

15 segundos

Abre la mano y, con todos los dedos, masajea el cuero cabelludo desde la frente hasta la coronilla en forma de zigzag, como si te enjabonaras el pelo.

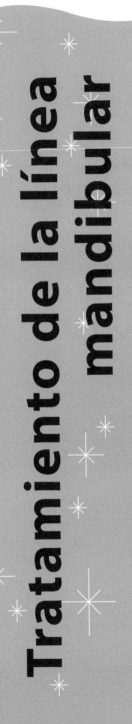

Para la cara

Tratamiento de la línea mandibular

Una línea mandibular definida atrae muchas miradas. Sin embargo, las zonas que rodean la mandíbula se distorsionan con facilidad y envejecen rápido. Por eso es importante cuidar los músculos y los huesos que los soportan.

La articulación de la mandíbula (articulación temporomandibular) se desvía, los músculos se endurecen y la circulación linfática se estanca. Mueve la mandíbula para aliviar y relajar las partes más profundas.

Relaja los músculos que tiran del rostro hacia los lados y conectan con los pómulos. Corrige la distorsión y reafirma la cara.

Se requiere de bastante fuerza para destensar el músculo masetero que distorsiona la boca y las comisuras de los labios.

Los músculos que se encuentran debajo de la barbilla tienden a debilitarse con la edad. Mueve la boca para mejorar la circulación de la zona y eliminar la flacidez.

Relaja los músculos de la barbilla que se tensan a causa de la edad y la forma de hablar, y consigue una piel tersa y flexible.

Aplica presión sobre los músculos de los pómulos que hacen sobresalir las mejillas y corrige la distorsión.

¡Nos centraremos en estas partes!

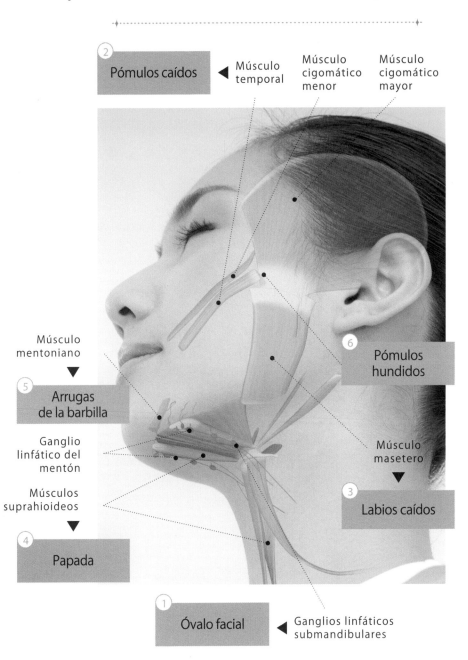

2 Pómulos caídos

Músculo temporal

Músculo cigomático menor

Músculo cigomático mayor

Músculo mentoniano

5 Arrugas de la barbilla

Ganglio linfático del mentón

Músculos suprahioideos

4 Papada

6 Pómulos hundidos

Músculo masetero

3 Labios caídos

1 Óvalo facial

Ganglios linfáticos submandibulares

Óvalo facial

Mejora la circulación linfática y recupera una línea mandibular marcada

1 Presiona con el dedo desde el centro del mentón hacia la oreja

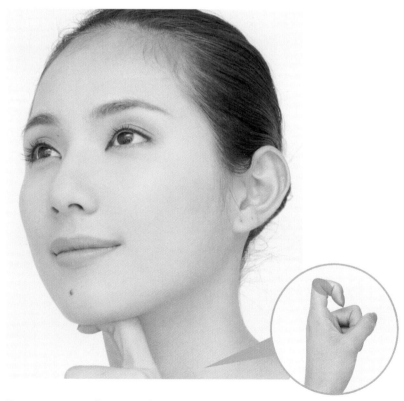

Forma un gancho con el índice izquierdo y colócalo debajo del lado derecho de la mandíbula.

Forma un gancho con el dedo y usa la parte lateral externa.

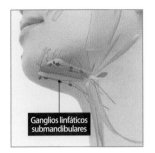

Ganglios linfáticos submandibulares

◀ ¡Partes que trabajaremos!

Cuando la zona de la línea mandibular está hinchada, pensamos que hemos engordado. Sin embargo, la mandíbula es susceptible a la distorsión y el flujo de los ganglios linfáticos submandibulares es propenso a estancarse. Mueve la mandíbula para aflojar las zonas más profundas y eliminar las toxinas que se han acumulado a causa de la mala circulación linfática.

2 Presiona con los dedos y mueve la boca

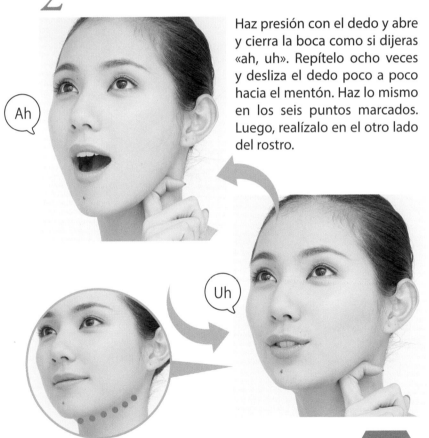

Haz presión con el dedo y abre y cierra la boca como si dijeras «ah, uh». Repítelo ocho veces y desliza el dedo poco a poco hacia el mentón. Haz lo mismo en los seis puntos marcados. Luego, realízalo en el otro lado del rostro.

Ah

Uh

Presiona a lo largo de la papada, siguiendo el hueso del mentón, y mueve los dedos hacia los seis puntos indicados en cada lado del rostro.

8 series x
12 puntos

Pómulos flácidos

Presiona los pómulos donde conectan con los músculos para relajarlos

1 **Coloca las manos en la cabeza con ambos pulgares bajo los pómulos**

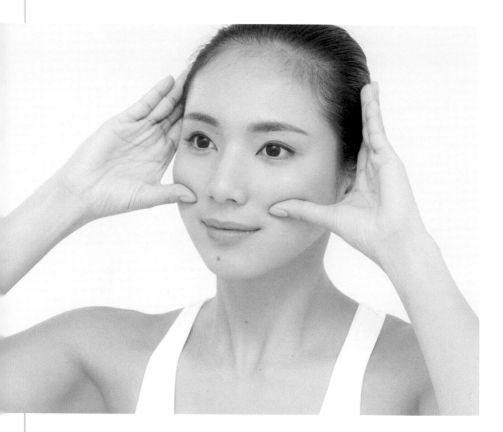

Con los pulgares bien abiertos, coloca las yemas de estos debajo de los pómulos. Pon el resto de los dedos en la región temporal, como si te sujetaras la cabeza.

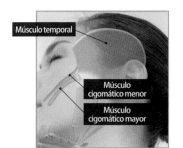

Músculo temporal

Músculo cigomático menor

Músculo cigomático mayor

🔹 ¡Partes que trabajaremos!

El músculo cigomático mayor es el que tira de las comisuras de la boca hacia arriba mientras que el cigomático menor estira el labio superior. Además, el músculo temporal se extiende desde los pómulos hasta la región temporal y, cuando se tensa, provoca que el rostro pierda tersura. Mueve y relaja la mandíbula mientras aplicas presión en los pómulos, dónde los músculos se cruzan.

2 Aplica presión con los pulgares y abre y cierra la boca

Coloca los pulgares aproximadamente un centímetro y medio por debajo de los pómulos, y aplica presión con la yema de los dedos en diagonal hacia arriba. Abre y cierra la boca como si dijeras «ah, uh». Repítelo seis veces. Mantén los dedos fijos en la región temporal y repite el ejercicio mientras cambias los pulgares de lugar en los cuatro puntos indicados.

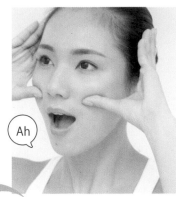

Ah

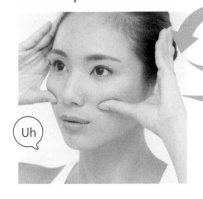

Uh

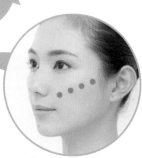

Haz presión sobre el hueso con las yemas de los dedos por debajo de los pómulos y sube poco a poco en diagonal. Aprieta con firmeza los músculos de las mejillas mientras los destensas en los cuatro puntos señalados, hasta la hendidura que encontrarás frente a las orejas.

6 series x **4** puntos a cada lado

Comisuras caídas

Relaja el músculo masetero que causa la distorsión

1 Sujeta el músculo masetero de un lado con el pulgar de la mano contraria

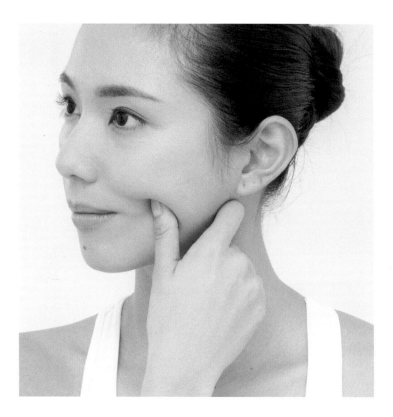

Usa el pulgar de la mano contraria para agarrar el músculo masetero desde la parte del pómulo que se hunde al abrir y cerrar la boca. Coloca el resto de los dedos bajo la mandíbula.

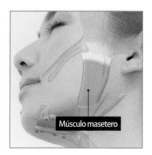

Músculo masetero

La mandíbula soporta una carga de unos veinte o treinta kilos cuando masticamos alimentos duros, mientras que, al apretar los dientes al dormir, la carga es de cien kilos. Como resultado, el músculo masetero, el más importante a la hora de masticar, y en especial la parte inferior de este, se tensa y da pie a unos labios caídos.

2 Agarra el músculo y mueve la boca como si dijeras «ah, uh»

Presiona el músculo masetero mientras abres y cierras la boca. Repítelo seis veces.

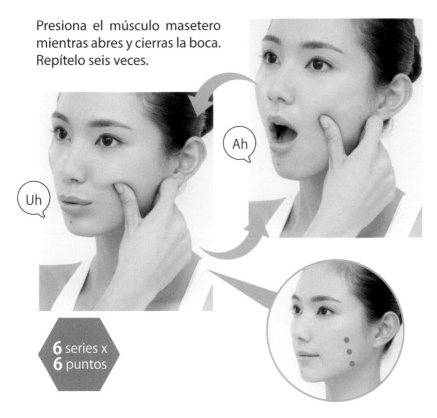

Ah

Uh

6 series x
6 puntos

Estos son los tres puntos que van desde el mentón hasta debajo del pómulo. El truco es aplicar presión verticalmente sobre el músculo masetero con la yema del pulgar.

Papada

Mueve la lengua para mejorar la circulación linfática

1 Dobla el índice y aplica presión sobre el hueso de la barbilla

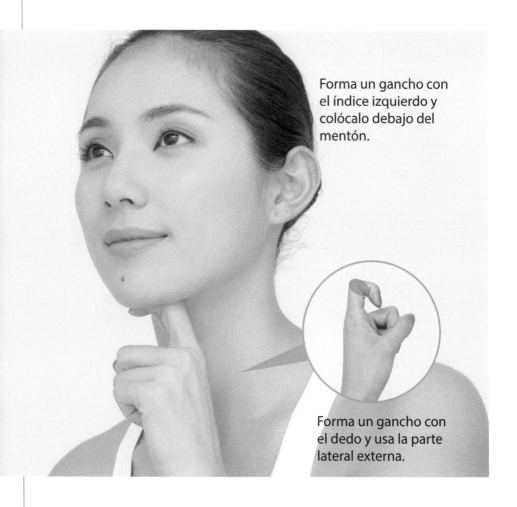

Forma un gancho con el índice izquierdo y colócalo debajo del mentón.

Forma un gancho con el dedo y usa la parte lateral externa.

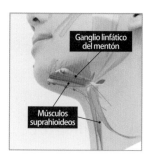

◀ ¡Partes que trabajaremos!

Debajo del mentón, hay un grupo de pequeños músculos que se conectan a la lengua, los músculos suprahioideos. Cuando estos se debilitan a causa de la edad, aparece la papada. Al masajear los músculos que están junto a los ganglios linfáticos del mentón, nos desharemos de la flacidez y mejoraremos la circulación de las sustancias de desecho.

2 Mueve la lengua y di: «ri, ra, ro, re, ru»

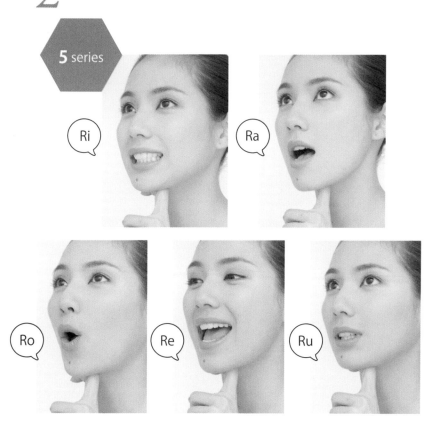

Aplica presión con el dedo debajo de la barbilla y mueve la boca y la lengua como si dijeras «ri, ra, ro, re, ru». Repítelo cinco veces.

Arrugas de la barbilla

Alivia la rigidez muscular y recupera la piel tersa y flexible

1 **Sujeta la barbilla como si la pellizcaras y relájala con movimientos circulares**

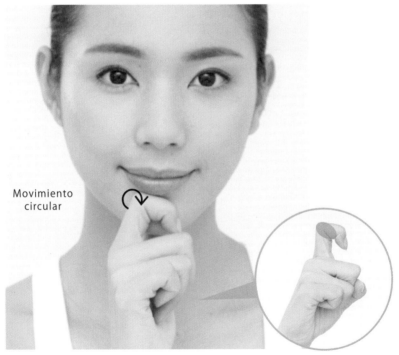

Movimiento
circular

Relaja el músculo mentoniano, que se divide en dos partes justo debajo de los labios. Primero, dobla el índice, colócalo bajo la boca y sostén la barbilla con el pulgar, como si de una pinza se tratara. Ahora, realiza diez pequeños movimientos circulares con el dedo.

Forma un gancho con el dedo y usa la parte lateral externa.

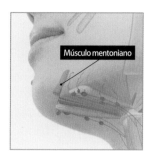

Músculo mentoniano

El músculo mentoniano se encuentra en el centro de la barbilla. Cuando se tensa, debido a los hábitos del habla de cada uno y al envejecimiento, aparecen las arrugas. Por eso, para recuperar la firmeza en la piel de la zona es necesario ejercitar la flexibilidad.

2 Desliza el dedo hacia la barbilla

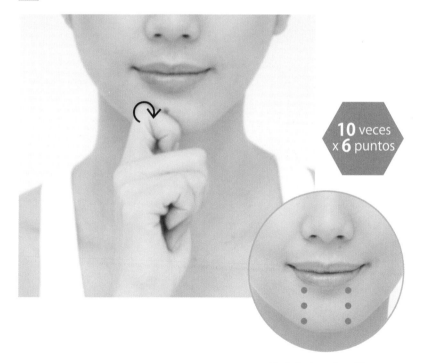

10 veces
x **6** puntos

Tratamiento facial. Línea mandibular

Mueve el dedo hacia abajo y masajea ese punto de la misma forma. Repite en los seis puntos señalados, tres en cada lado, hasta llegar a la barbilla. Empieza en un lado y luego pasa al otro. La clave es destensar los músculos como si trataras de pellizcar el hueso con el lateral del dedo.

Relaja las dos filas verticales y simétricas que van desde el labio inferior hasta el mentón.

Pómulos hundidos

Aplica presión para aliviar y corregir la distorsión de la articulación

1 Coloca las palmas de las manos en los laterales de la cabeza

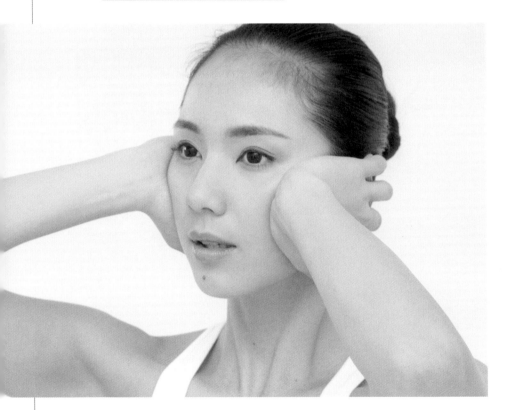

Lleva una mano a cada lado de la cabeza y presiona los pómulos desde ambos lados. Coloca las yemas de los dedos en la región temporal, de forma que el meñique quede paralelo al pómulo, y mantén la boca abierta.

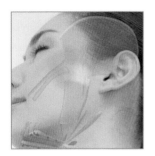

Cuando el músculo temporal, el que se encuentra a ambos lados de la cabeza, se tensa y se contrae, tira de los pómulos y hace que sobresalgan. Esto lleva a la aparición de unas sombras bajo las mejillas que dan la sensación de que el pómulo se ha hundido. Aplica presión sobre las articulaciones afectadas y usa la técnica de corrección ósea para aliviar la tensión.

2 Aplica la técnica de corrección ósea para aliviar la tensión y recolocar los pómulos

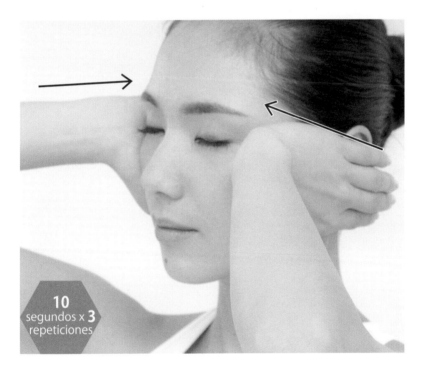

10
segundos x **3**
repeticiones

Con cuidado, haz presión con las palmas de las manos sobre los pómulos. Con las yemas de los dedos apoyadas en la parte posterior de la cabeza, mantén la posición durante tres segundos. Repítelo diez veces.

Tratamiento facial. Línea mandibular

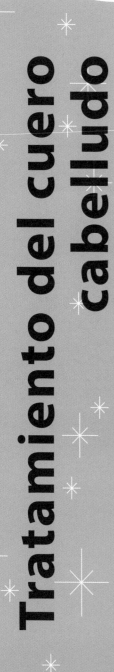

Tratamiento del cuero cabelludo

Con la edad, los músculos del cuero cabelludo se vuelven rígidos y la calidad del cabello disminuye. La circulación de la sangre se ralentiza, algo que afecta al estado de ánimo y a los músculos faciales, que se hunden.

① **Cuero cabelludo** ——— *78*

Actúa sobre los músculos de la cabeza y el flujo sanguíneo. Reduce el envejecimiento del cuero cabelludo y la caída del cabello.

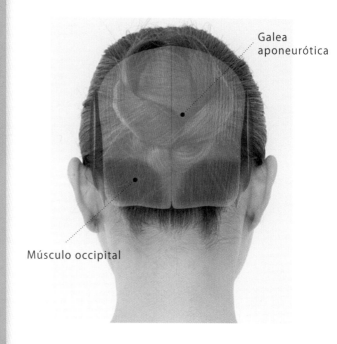

Galea aponeurótica

Músculo occipital

¡Nos centraremos en estas partes!

| Cuero cabelludo | Músculo frontal | Músculo temporal | Galea aponeurótica | Músculo occipital |

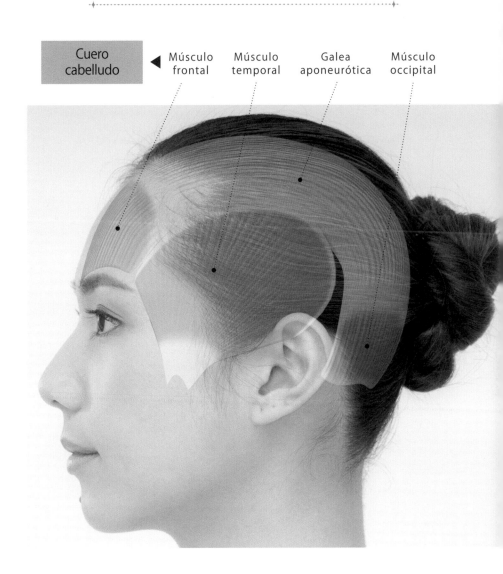

Cuero cabelludo

Reafirma los músculos del cuero cabelludo y mejora la circulación de la sangre para evitar la pérdida de pelo

1 **Masajea el cuero cabelludo en zigzag con los dedos desde la frente hasta la nuca**

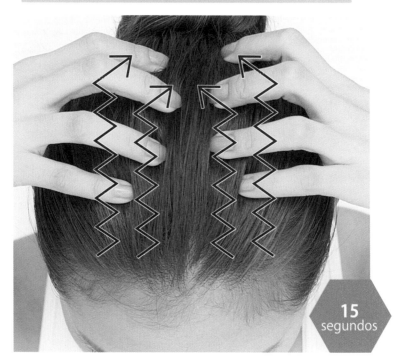

15
segundos

La galea aponeurótica se extiende por la parte superior de la cabeza y conecta con todos los músculos del cuerpo, por lo que es muy importante aliviar la tensión de la zona. Abre bien los dedos y masajea el cuero cabelludo en zigzag como si te lavarás la cabeza, desde la frente hasta la parte posterior.

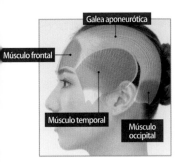

Galea aponeurótica

Músculo frontal

Músculo temporal

Músculo occipital

← ¡Partes que trabajaremos!

Una de las razones por las que el pelo pierde fuerza y elasticidad con el tiempo es porque los músculos de la cabeza se tensan y contraen. Al masajear el cuero cabelludo, mejoraremos la circulación de la sangre, reforzaremos la raíz y trataremos la caída del pelo.

2 Masajea la región temporal con el puño

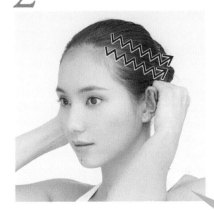

Forma dos puños y coloca la parte de la palma de la mano sobre la región temporal para masajear el músculo temporal que se extiende desde el nacimiento del pelo hasta la región occipital. Mantén las manos relajadas y realiza movimientos en zigzag.

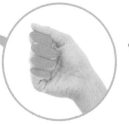

15
segundos

3 Masajea desde la parte occipital hasta el cuello

Ahora mueve los puños hacia la región occipital y masajea de arriba abajo en zigzag. Haz lo mismo desde el cuello hasta los hombros.

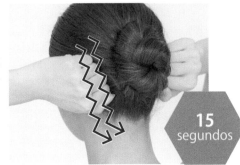

15
segundos

Tratamiento del cuero cabelludo

¿Es necesario establecer un horario para el cuidado personal?

Por la mañana antes de maquillarte

———— ✳ ————

Si algunas mañanas te levantas con la cara un poco hinchada, intenta realizar la sesión de cuidado personal en ese momento. Si no tienes tiempo de hacer el tratamiento completo, céntrate en las partes que más te interesen. Empezarás el día de mejor humor al notar los efectos inmediatos.

En el descanso del trabajo

———— ✳ ————

Aprovecha los momentos de descanso cuando vayas a comer, al baño o cuando quieras apartar la mirada de la pantalla del móvil u ordenador. El método Muraki se caracteriza porque puedes realizarlo en cualquier momento y en cualquier lugar sin material alguno. Hay ejercicios que solo te requerirán un minuto de tu tiempo.

Antes de irte a la cama

———— ✳ ————

Si solo tienes tiempo para realizar el método una vez al día, lo mejor es hacerlo antes de irte a dormir, pues, si te acuestas con los músculos rígidos, la sangre no circulará correctamente y eso fomentará las distorsiones. Aplicar las técnicas de cuidado personal mientras te relajas frente al televisor es una buena manera de establecer una rutina.

Cuidados diarios

———— ✳ ————

Puedes realizar el método unas tres veces al día: por la mañana, al mediodía y por la noche. Así, apreciarás los resultados mucho antes y desearás seguir con ellos para mantener el efecto rejuvenecedor. No obstante, no te sobrepases. Lo importante es hacer un poco cada día.

Parte 2

Método de acondicionamiento muscular rejuvenecedor

Cuerpo

Acondicionamiento muscular para conseguir

A partir de la veintena, la masa muscular empieza a reducirse. Las fibras musculares que componen los músculos se reducen y se endurecen, lo que provoca el desequilibrio corporal y el envejecimiento.

Para abordar esto, primero veremos los requisitos necesarios para conseguir un cuerpo joven y los efectos de las técnicas de cuidado personal.

1 Una postura equilibrada

Cuando inclinamos el torso hacia delante, la espalda y la zona de los hombros se debilitan y aumentan de tamaño. Como consecuencia, aparece la joroba, el cuello se tensa y surgen los primeros síntomas del envejecimiento en el rostro. Si al mirarte en el espejo, los hombros, la ingle y los tobillos no están alineados, es muy probable que sufras algún desequilibrio corporal. Para reconstruir tu postura, realiza la rutina de cuidado personal con regularidad.

2 Una figura bien equilibrada

En el caso de los músculos de la zona pélvica, si un lado está tenso, la zona circundante no se moverá con la misma soltura y la grasa se acumulará en esa parte. Sin embargo, que una persona tenga una complexión delgada no significa que tenga un cuerpo joven. A fin de destensar la zona, deberemos aplicar las técnicas necesarias para relajar los músculos de los tobillos y la cintura.

3 Un cuerpo firme y flexible.

Al igual que con los tratamientos de los músculos faciales, la elasticidad muscular es muy importante para el mantenimiento del cuerpo. Los músculos rígidos provocan que el metabolismo y la circulación sanguínea y linfática del área afectada se ralenticen y aparezcan la celulitis y la hinchazón. Si tienes los músculos tensos, es una señal de que sufres algún desequilibrio corporal. Ponle remedio con las rutinas de acondicionamiento muscular y recupera la flexibilidad.

Usa un espejo

¡Compruébalo!

Comprueba la distorsión pélvica delante del espejo

La pelvis es el hueso que conecta la parte superior e inferior del cuerpo y soporta la postura. Averigua tu grado de distorsión con el siguiente ejercicio.

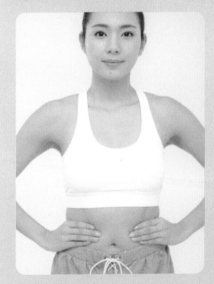

Ponte de pie frente al espejo y abre las piernas a lo ancho de la cintura. Coloca los brazos en jarras de manera que el dedo meñique toque el borde del hueso de la cadera y comprueba si la distancia entre la pelvis y las costillas es la misma en ambos lados del cuerpo.

Las bases del
cuidado muscular rejuvenecedor

Como ya he explicado, la hora del baño es la más adecuada para realizar estos ejercicios. Al tener el cuerpo caliente, los efectos serán mayores. Por ejemplo, masajear la zona inferior del cuerpo hará que te sientas menos cansada.

3 claves para obtener una apariencia joven

¡Cuidamos
estas
partes!

¡Practícalo
a la hora
del baño!

Músculo
oblicuo
externo del
abdomen ‹‹‹

PUNTO **3**

Ajusta la
distorsión pélvica

Músculo
abductor ‹‹‹

PUNTO **2**

Alivia la hinchazón
de las piernas

Músculo ‹‹‹
gastrocnemio

PUNTO **1**

Corrige la distorsión
de las piernas

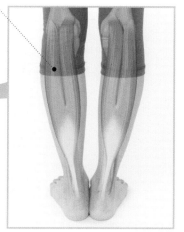

85

PUNTO **1**

Corrige la distorsión de las piernas

Mueve los tobillos mientras aplicas presión en las pantorrillas para relajar los músculos. Si están equilibrados y flexibles, el flujo linfático mejorará.

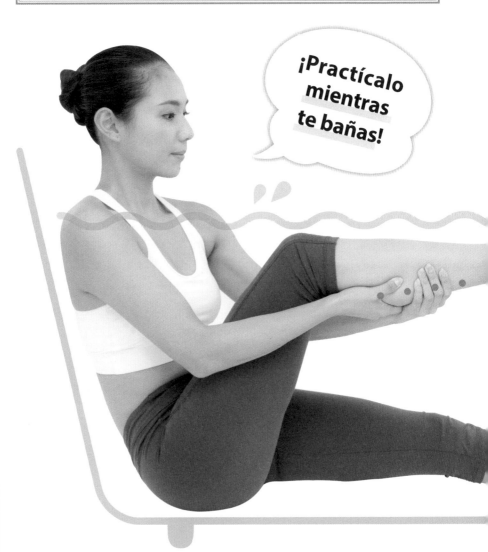

¡Practícalo mientras te bañas!

Agarra y afloja los músculos de la pantorrilla y gira el tobillo

En la bañera, levanta una pierna y agárrate la pantorrilla con firmeza. Sin bajar la pierna, gira el tobillo diez veces hacia cada lado. Repítelo en los cuatro puntos señalados. Cuando acabes, haz lo mismo con la otra pierna.

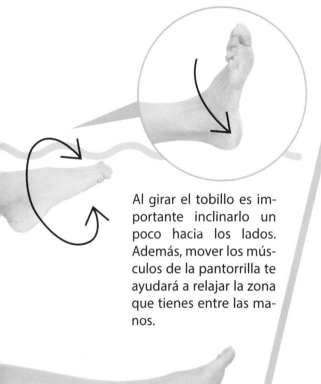

Al girar el tobillo es importante inclinarlo un poco hacia los lados. Además, mover los músculos de la pantorrilla te ayudará a relajar la zona que tienes entre las manos.

10 veces hacia cada lado x **4** puntos en cada pierna

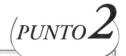

Alivia la hinchazón de las piernas

La zona del muslo interno trabaja al estirar las rodillas. Por tanto, este tratamiento se basa en la flexión y la extensión de la rodilla. Para fomentar su efecto, dobla ligeramente las rodillas cuando estés de pie.

Agarra los músculos y la grasa de la parte interna del muslo y estimúlalos doblando y estirando la rodilla

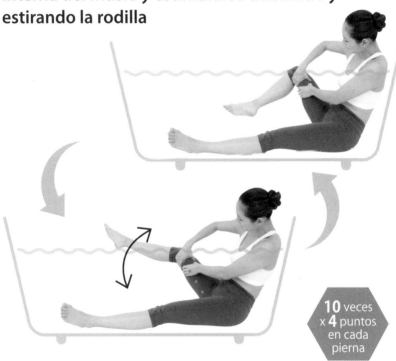

10 veces
x **4** puntos
en cada
pierna

Dobla una rodilla e inclínala hacia fuera y agárrate con firmeza la parte interna del muslo. Flexiona y estira la rodilla para relajar los músculos y la grasa de la parte interna del muslo. Repítelo diez veces en los cuatro puntos señalados. Haz lo mismo con la otra pierna.

Ajusta la distorsión pélvica

Balancéate para aliviar la rigidez del abdomen y de la zona que rodea la pelvis. Con esto obtendrás un efecto doble: relajarás todos los músculos y favorecerás la descomposición de la grasa.

Inclina las rodillas y alivia la rigidez abdominal

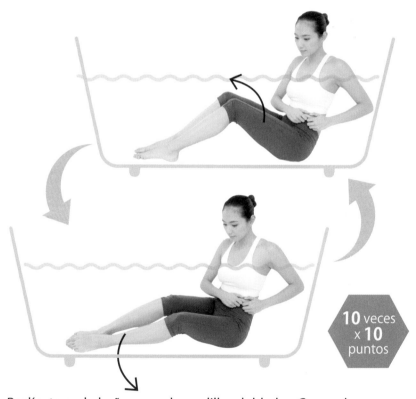

10 veces
x **10**
puntos

Reclínate en la bañera con las rodillas dobladas. Con ambas manos, pellízcate firmemente el costado y balancea las piernas de izquierda a derecha diez veces (cada dos movimientos cuentan como uno). Divide el abdomen en diez puntos imaginarios y repite el ejercicio en cada uno de ellos.

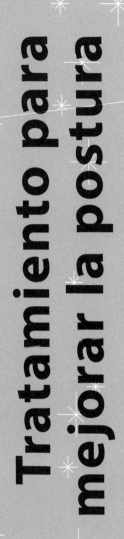

Tratamiento para mejorar la postura

La mala postura provoca que la grasa se acumule en el cuerpo. Por tanto, son muy importantes los tratamientos para destensar los músculos y corregir la distorsión de la columna.

Relaja los músculos esqueléticos que soportan el torso, los ganglios linfáticos y el abdomen. Mejora el movimiento pélvico y recupera una postura equilibrada.

Usa una pelota de tenis para relajar la espalda y los omóplatos, pues son partes difíciles de alcanzar con las manos. Recupera la flexibilidad muscular y corrige la postura.

Realza los músculos del pecho y los que rodean la clavícula. Relaja la postura y los músculos del cuello.

Un escote en el que no se aprecia la clavícula es un singo de envejecimiento. Si relajas los músculos del cuello y los ganglios linfáticos de la zona, conseguirás un escote más marcado y atractivo.

¡Nos centraremos en estas partes!

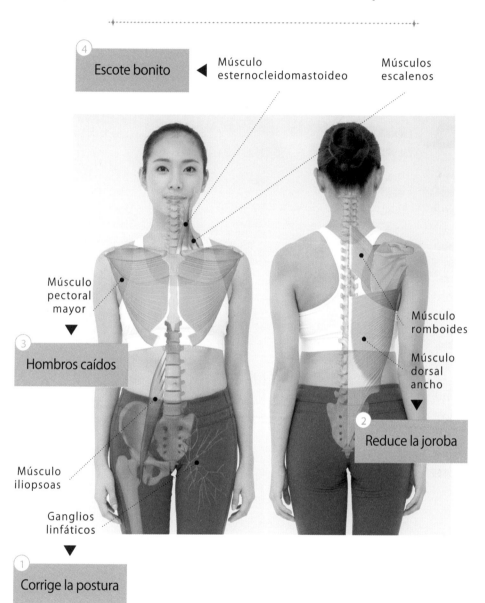

4 Escote bonito ◀ Músculo esternocleidomastoideo

Músculos escalenos

Músculo pectoral mayor ▼

3 Hombros caídos

Músculo romboides

Músculo dorsal ancho ▼

2 Reduce la joroba

Músculo iliopsoas

Ganglios linfáticos ▼

1 Corrige la postura

Corrige la postura

Estimula simultáneamente los ganglios linfáticos y los músculos esqueléticos que sostienen el torso

1 Túmbate bocabajo sobre una pelota de tenis y dobla y estira las rodillas

Acuéstate bocabajo y coloca una pelota de tenis en la parte exterior de la ingle. Dobla y estira las rodillas diez veces. Si te duele, estira las piernas y respira profundamente. Cambia la posición de la pelota para relajar uniformemente las partes indicadas en la foto de la siguiente página.

10 veces
x **14** puntos

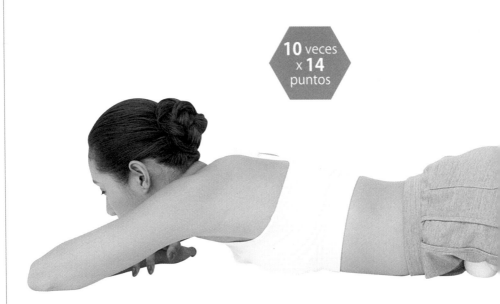

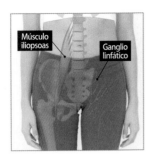

Músculo
iliopsoas

Ganglio
linfático

◀ ¡Partes que trabajaremos!

El músculo iliopsoas conecta la columna vertebral con el fémur y sostiene la postura. Al
ser un músculo interno, resultará más efectivo usar una pelota de tenis para relajarlo. En
la región inguinal también hay ganglios linfáticos, por lo que mejorarás la circulación del
sistema linfático. Además, al destensar al mismo tiempo la zona del abdomen bajo, mejorará el movimiento de la pelvis y tendrás una
postura más equilibrada.

2

Coloca la pelota de tenis en
tres puntos a cada lado a lo
largo de la ingle, dos debajo
de las costillas y dos más en la
parte superior del hueso ilion
en la pelvis. Son siete puntos
en cada lado, catorce en total.
Puedes hacerlo en el orden
que quieras.

Reduce la joroba

Destensa las partes más profundas de los omóplatos con una pelota

1 Túmbate bocarriba y coloca una pelota de tenis bajo los omóplatos

Acuéstate bocarriba y pon una pelota de tenis bajo los omóplatos. Mantén la postura y realiza amplios movimientos rotatorios con los hombros.

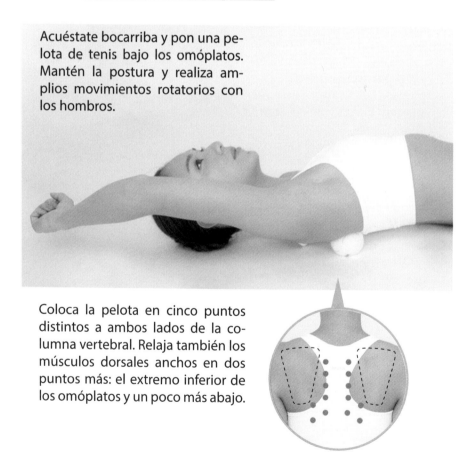

Coloca la pelota en cinco puntos distintos a ambos lados de la columna vertebral. Relaja también los músculos dorsales anchos en dos puntos más: el extremo inferior de los omóplatos y un poco más abajo.

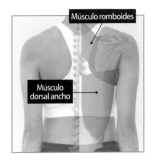

Músculo romboides

Músculo dorsal ancho

◀ ¡Partes que trabajaremos!

La joroba aparece al encorvar el cuerpo y provoca que el músculo romboides, que conecta con el omóplato, y el músculo dorsal ancho, que se encuentra en la parte superior del brazo, no se usen bien y se tensen. Son partes difíciles de alcanzar con las manos, así que la pelota de tenis te será de gran ayuda para masajear las zonas más profundas. Deberás acompañarlo de movimientos con los brazos para recuperar la flexibilidad de los músculos.

2 Aplica presión sobre el músculo y rota los hombros

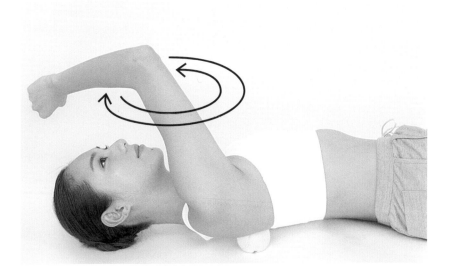

Por cada posición, haz movimientos circulares hacia dentro y hacia fuera tres veces. Repítelo en los siete puntos señalados a cada lado del cuerpo. La clave es hacer movimientos amplios, como si quisiéramos alejar los codos de los omóplatos.

3 veces hacia la izquierda y derecha x **14** puntos en total

Hombros caídos

Relaja la tensión acumulada en la zona de la clavícula

1 Túmbate de lado, estira el brazo y apoya la mano en una toalla enrollada

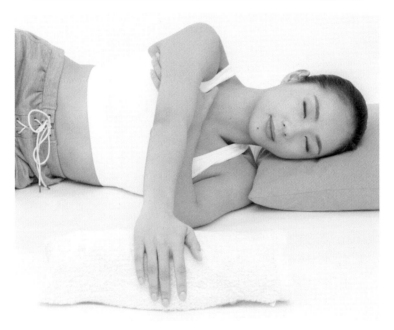

Acuéstate sobre un costado y colócate un cojín debajo de la cabeza para mantenerla recta. Dobla las rodillas para que la postura te resulte más cómoda y estira la mano para apoyar la palma encima de una toalla enrollada. Con el pulgar de la mano contraria presiona la hendidura de la clavícula.

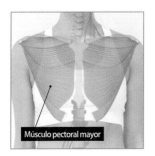

Músculo pectoral mayor

◀ ¡Partes que trabajaremos!

Cuando tienes los hombros caídos, el músculo pectoral mayor, que trabaja al mover la parte superior de los brazos, se tensa. Aliviar la rigidez alrededor de la clavícula, donde se unen los músculos pectorales, te permitirá aliviar la tensión en el cuello y reducir la joroba.

2 Balancéate y aplica presión en la clavícula

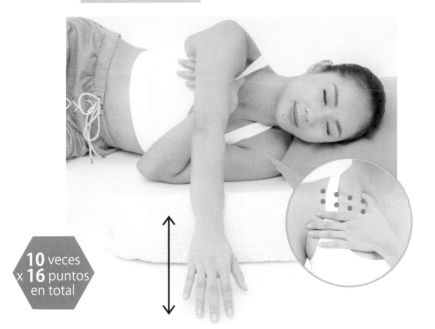

10 veces
x **16** puntos
en total

Aplica presión en la clavícula con el pulgar mientras balanceas el cuerpo y haces rodar la toalla con la mano. Repítelo diez veces en los cuatro puntos señalados, que abarcan de la parte interna de la clavícula hacia la externa, y cuatro más bajo los primeros. Túmbate hacia el otro lado y repítelo en el lado contrario.

Aplica presión en los cuatro puntos a lo largo de la parte superior de la clavícula y los cuatro de la inferior. Entre ambos lados suman un total de dieciséis puntos con los que relajar la clavícula de manera uniforme.

97

Escote bonito

Mejora la circulación linfática y consigue unas expresiones faciales más vivas

1 **Desliza el dedo por la hendidura de la clavícula para relajarla**

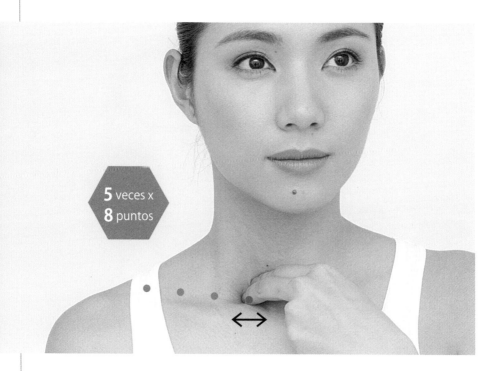

5 veces x
8 puntos

Presiona con firmeza la hendidura de la clavícula con los dedos índice y corazón. Luego, deslízalos hacia la derecha y la izquierda sin dejar de apretar y siente el hueso y los músculos. Repite lo mismo en los cuatro puntos señalados a cada lado, desde el centro de la clavícula hacia el exterior.

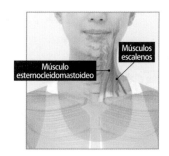

Músculos escalenos

Músculo esternocleidomastoideo

◀ ¡Partes que trabajaremos!

Un escote sin la clavícula marcada es un signo de envejecimiento. Además, es una zona en la que se encuentran los ganglios linfáticos del cuello, por lo que, al relajar los músculos, mejorarás la circulación linfática y realzarás el escote.

2 Alivia la tensión mientras mueves la cabeza de arriba abajo y hacia los lados

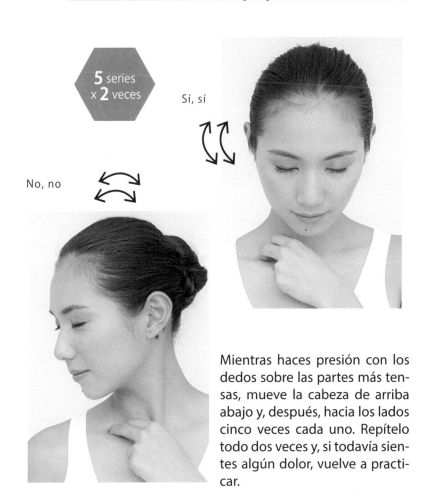

5 series
x **2** veces

Sí, sí

No, no

Mientras haces presión con los dedos sobre las partes más tensas, mueve la cabeza de arriba abajo y, después, hacia los lados cinco veces cada uno. Repítelo todo dos veces y, si todavía sientes algún dolor, vuelve a practicar.

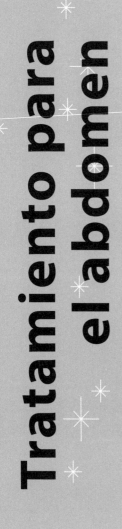

Para el cuerpo

Tratamiento para el abdomen

Si estás a dieta, es indispensable que el cuerpo queme la grasa de forma eficaz. Por eso, en este apartado potenciaremos el metabolismo de todo el cuerpo a través de la respiración y nos centraremos en reducir la rigidez muscular.

① Acelera el metabolismo — 102

Alivia la tensión acumulada alrededor del pecho y las costillas y profundiza la respiración. Acelera el metabolismo de todo el cuerpo y deshazte de las toxinas acumuladas.

② Flacidez abdominal — 104

Elimina la celulitis abdominal. Acelera la descomposición de la grasa subcutánea y las sustancias de desecho. ¡Consigue un abdomen firme!

③ Cintura — 106

Relaja los músculos que unen la pelvis con la columna vertebral y ajusta la distorsión lateral. Mejora el movimiento de la pelvis y de la cintura.

¡Nos centraremos en estas partes!

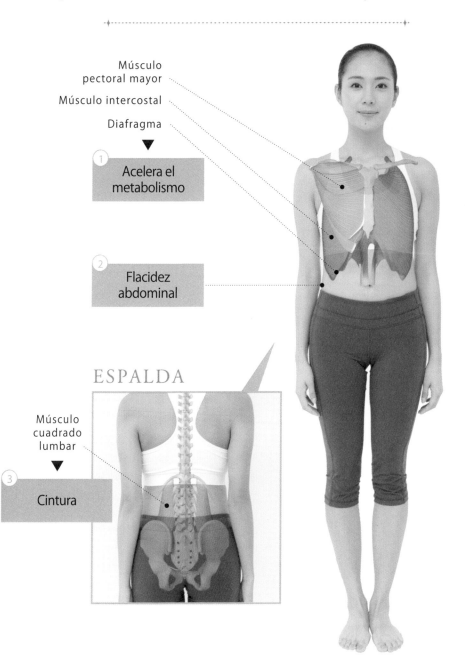

Músculo
pectoral mayor

Músculo intercostal

Diafragma

▼

1

Acelera el metabolismo

2

Flacidez abdominal

ESPALDA

Músculo
cuadrado
lumbar

▼

3

Cintura

Acelera el metabolismo

Alivia la tensión en las costillas, profundiza la respiración y acelera el metabolismo

1 Presiona el espacio entre las costillas con los dedos

Coloca los dedos índice y corazón de la mano derecha en vertical sobre la parte central izquierda de las costillas y haz movimientos laterales. Desliza el dedo un poco hacia abajo y repite. Luego, haz lo mismo con la mano izquierda en el lado derecho.

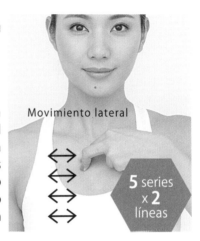

Movimiento lateral

↔
↔
↔
↔

5 series
x **2** líneas

2 Presiona la parte inferior de la clavícula con el puño

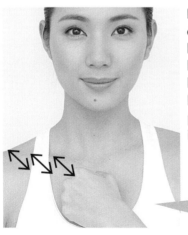

Forma un puño con la mano derecha y colócalo debajo de la clavícula izquierda. Desliza el puño hacia los lados en ese punto para relajar la zona aplicando presión sobre el hueso. Repite el gesto en los tres puntos señalados con flechas en la imagen y, cuando termines, haz lo mismo en el otro lado de la clavícula.

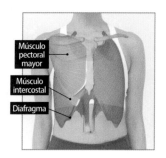

Músculo pectoral mayor
Músculo intercostal
Diafragma

◀ ¡Partes que trabajaremos!

Si tienes intención de hacer dieta, es indispensable acelerar el metabolismo de todo el cuerpo a través de respiraciones profundas. Primero, tienes que relajar el pecho a través de unos masajes en el músculo intercostal y en los pectorales mayores. Esto te permitirá recuperar la flexibilidad del diafragma y mejorar la circulación linfática.

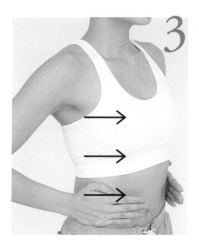

3

Masajea los costados

Presiona las costillas con ambas manos tres veces, rítmicamente y desde los lados hacia delante. Haz tres series en cada punto: a la altura del ombligo, del estómago y del pecho.

3
puntos x
3 series

Mueve el diafragma con una respiración profunda

Exhala profundamente por la boca y sujeta ambos costados, como si pellizcaras las costillas. A continuación, inspira por la nariz y nota cómo el diafragma se hincha y hace que las manos se desplacen hacia los lados. Inspira y espira cinco veces sin soltar las costillas.

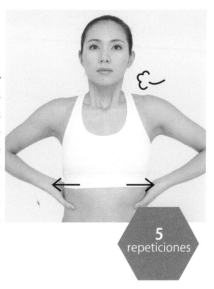

5
repeticiones

Tratamiento muscular. El abdomen

Flacidez abdominal

Masajea la grasa subcutánea y la celulitis para eliminarlas

Agarra la zona de grasa acumulada con la que quieras acabar y sacude las piernas para relajarla

Túmbate bocarriba con las piernas juntas y dobla las rodillas. Con ambas manos, pellizca la grasa de la zona del ombligo y, mientras exhalas, agita las rodillas a ambos lados, con movimientos pequeños y repetitivos. Mueve la mano hacia otro de los puntos señalados sobre el ombligo y repite. Hazlo en los siete puntos.

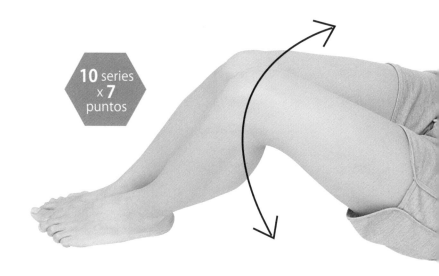

10 series x **7** puntos

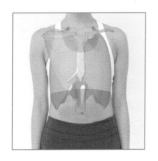

¡Partes que trabajaremos!

Al agitar el estómago y la celulitis, esta se descompone y desaparece. Pellizca con firmeza las zonas con celulitis y agita las piernas para acelerar la eliminación de la grasa subcutánea y las sustancias de desecho. Con esto, realzarás la zona del abdomen y notarás una mejoría en el funcionamiento del sistema digestivo.

Forma una pinza con la mano y pelliza la grasa tanto como puedas. Divide la zona en siete puntos imaginarios y masajéalos en el sentido de las agujas del reloj.

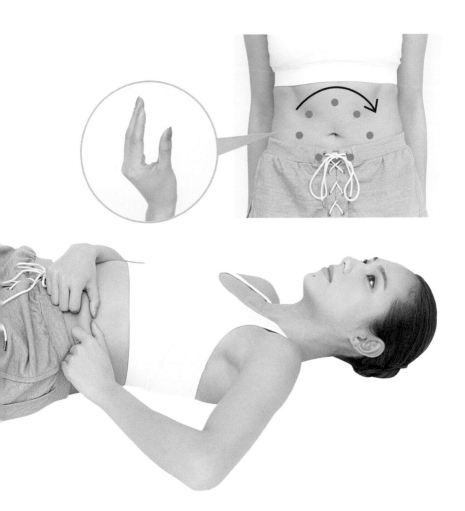

Cintura

Mueve la pelvis y ajusta la distorsión

Coloca las manos en la espalda baja y dobla las piernas

Túmbate bocarriba con las piernas juntas y dobla las rodillas. Coloca ambas manos en la cintura y presiona firmemente el músculo cuadrado lumbar con el pulgar. Inclina las rodillas hacia la derecha y la izquierda diez veces. Mueve el pulgar un poco hacia arriba y repite.

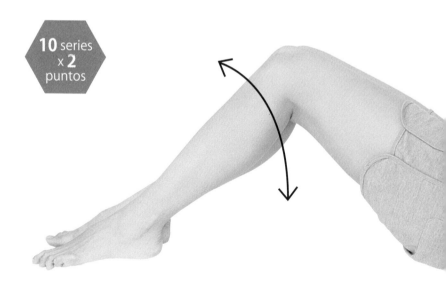

10 series
× **2**
puntos

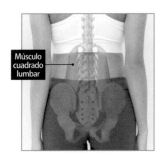

Músculo cuadrado lumbar

◀ ¡Partes que trabajaremos!

Llévate las manos a la cintura y presiona el cuadrado lumbar con los pulgares. Después, desliza los dedos un centímetro hacia arriba para masajear el segundo punto.

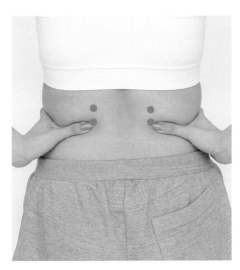

Cuando el músculo cuadrado lumbar, que conecta la pelvis y la parte baja de la columna vertebral, se contrae, entorpece el movimiento de la pelvis y provoca que la grasa se acumule en la cintura. Este ejercicio te permitirá recuperar la elasticidad muscular y la curva natural de la cintura.

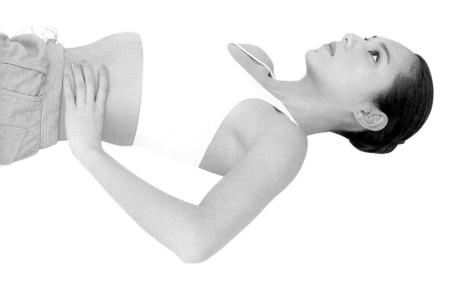

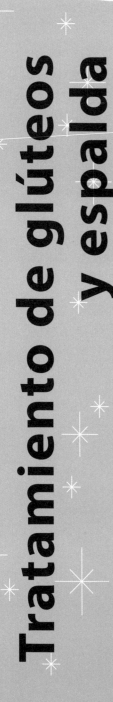

Para el cuerpo

Tratamiento de glúteos y espalda

La parte trasera del cuerpo también es importante y debemos cuidar de ella, pues envejece con facilidad. Las malas posturas provocan que la zona se tense, por lo que, en este apartado, nos centraremos en relajar los músculos para recuperar el movimiento original de la zona.

Al mover los músculos cercanos a los glúteos, ajustamos la distorsión de la articulación que sobresale hacia los lados y conseguimos un trasero firme y bonito.

Tratamiento doble para mover y reducir la flacidez del trasero para realzarlo.

Tratamiento doble para la tensión acumulada en las partes anterior y posterior de los brazos debido a las horas que pasamos frente a los ordenadores. Quemarás grasa y eliminarás toxinas.

Tratamiento para los músculos de la espalda que son imprescindibles para mantener una buena postura. Corregirás la espalda encorvada al estimular los músculos que no mueves a diario.

Mueve los músculos que tiran de los omóplatos para devolverlos a su posición correcta y presiona la grasa que sobresale.

¡Nos centraremos en estas partes!

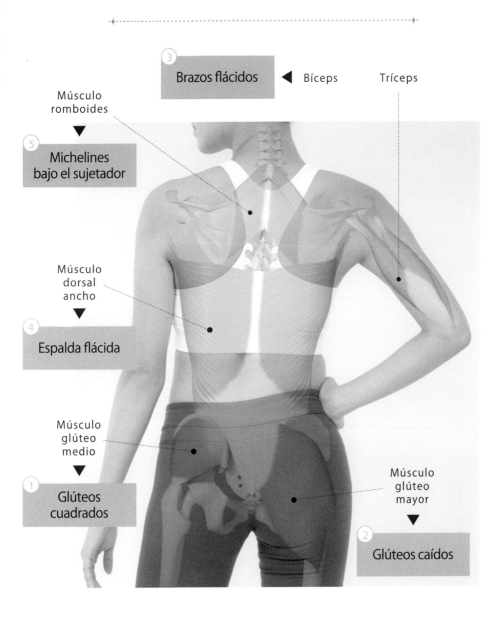

Brazos flácidos ◀ Bíceps   Tríceps

Músculo romboides
▼
5 Michelines bajo el sujetador

Músculo dorsal ancho
▼
4 Espalda flácida

Músculo glúteo medio
▼
1 Glúteos cuadrados

Músculo glúteo mayor
▼
2 Glúteos caídos

Glúteos cuadrados

Entrena los costados para que no se acumule la grasa

1 Túmbate de lado, dobla las piernas y presiona con la mano la parte superior del glúteo

Acuéstate de lado y colócate un cojín debajo de la cabeza para que permanezca recta (si la altura no es suficiente coloca también una toalla). Junta las piernas y dobla las rodillas. Pon una mano en la parte superior de las nalgas, justo debajo de la pelvis.

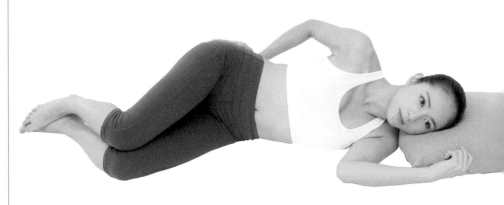

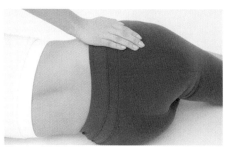

Vista lateral

El glúteo conecta con el fémur en la parte más alta de la pelvis. Coloca la mano aquí.

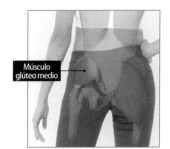

Músculo glúteo medio

◀ ¡Partes que trabajaremos!

El músculo objetivo es el glúteo medio, en los laterales de las nalgas, que usamos al mover las piernas. Si no trabaja bien, las caderas sobresaldrán hacia los lados y el trasero parecerá cuadrado. Abre y cierra las caderas para activar los glúteos.

2 Abre y cierra las rodillas y sé consciente del movimiento de los músculos

Con la mano debajo de la pelvis, abre y cierra la pierna que queda encima veinte veces y siente cómo se mueve el glúteo medio. Repite hacia el otro lado.

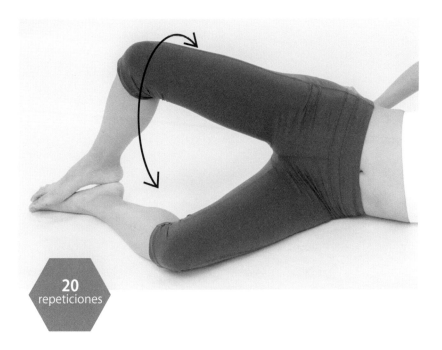

20
repeticiones

Glúteos caídos

Mueve los músculos debilitados para relajarlos y activarlos

1 Pellizca el glúteo y sacúdelo con la mano para relajarlo

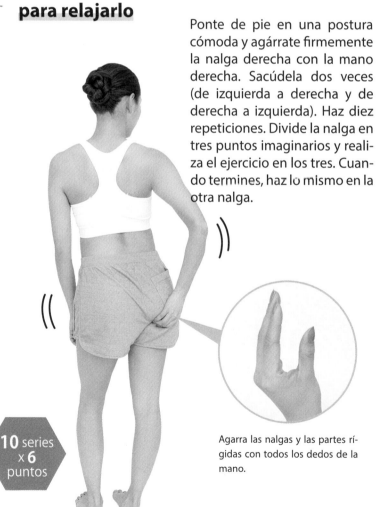

Ponte de pie en una postura cómoda y agárrate firmemente la nalga derecha con la mano derecha. Sacúdela dos veces (de izquierda a derecha y de derecha a izquierda). Haz diez repeticiones. Divide la nalga en tres puntos imaginarios y realiza el ejercicio en los tres. Cuando termines, haz lo mismo en la otra nalga.

10 series
x **6** puntos

Agarra las nalgas y las partes rígidas con todos los dedos de la mano.

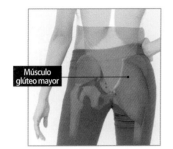

Músculo
glúteo mayor

El trasero caído aparece cuando el glúteo mayor pierde tersura. Para combatirlo, sujeta los glúteos con las manos y agítalos para relajarlos. Luego, mueve las piernas para activar todos los músculos y realzar el trasero.

2 Agarra los glúteos y mueve la pierna

Apoya la mano derecha a la pared y pellizca el glúteo izquierdo con la otra. Dobla la pierna izquierda hacia delante y estírala hacia atrás, sin extender el talón. Nota cómo tensas el abdomen. Realiza cinco repeticiones y cambia de lado.

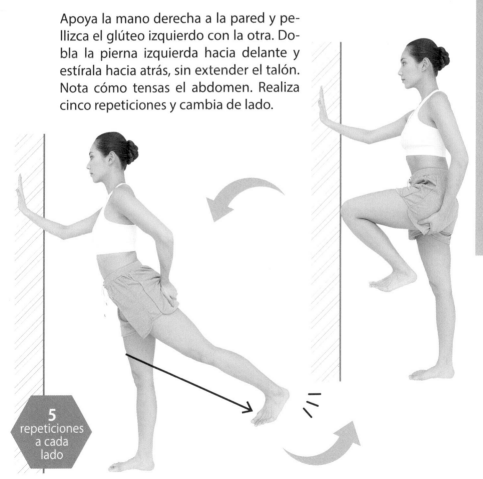

5
repeticiones
a cada
lado

Brazos flácidos

Relaja los músculos y acelera la quema de grasa

1 Envuelve el bíceps con la mano

Dobla ligeramente el brazo derecho y agárrate con firmeza el bíceps con la mano izquierda. Coloca el pulgar en la parte posterior del brazo y el resto de los dedos en la parte delantera.

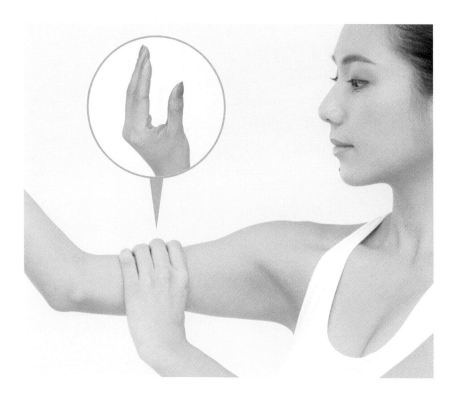

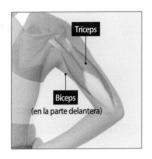
Tríceps

Bíceps
(en la parte delantera)

Aquellas personas que trabajen frente a un ordenador no emplearán correctamente los músculos de la parte superior del brazo porque siempre los tienen doblados. Con este ejercicio, trabajarás al mismo tiempo los bíceps, empleados a la hora de doblar el codo, y los tríceps, que nos permiten estirarlo. Sostener el músculo y moverlo potencia la eliminación de las toxinas, mejora la circulación sanguínea y quema la grasa acumulada.

2 Dobla y estira el brazo, y sé consciente del movimiento del músculo

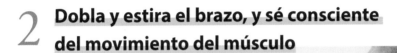

Mientras sujetas la parte superior, dobla el brazo lo máximo posible y estíralo todo lo que puedas. Siente cómo el músculo se mueve al tiempo que realizas diez repeticiones. Cuando termines las primeras, mueve el dedo al segundo punto señalado y continúa así hasta completar los tres. Después, repite en el otro brazo.

Concéntrate en los tres puntos donde notes los músculos rígidos o la acumulación de grasa.

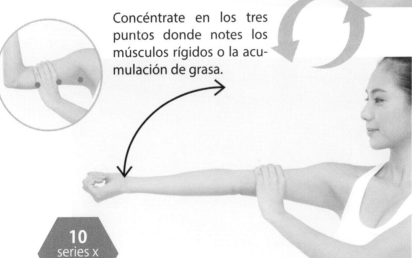

10
series x
6 puntos

Tratamiento muscular. Tratamiento de glúteos y espalda

Espalda flácida

Estira los brazos para estimular los músculos y conseguir una postura bonita

1 Con una toalla entre las manos, ponte de pie, activa los glúteos y estira los brazos hacia arriba

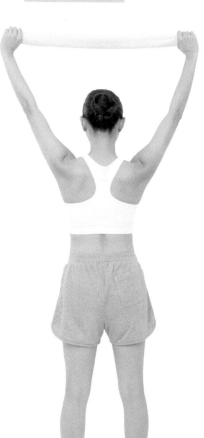

Ponte de pie con las piernas abiertas a lo ancho de las caderas y aprieta los glúteos. Agarra los extremos de una toalla y estira los brazos por encima de la cabeza.

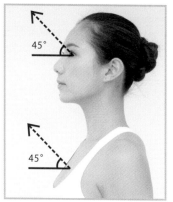

Levanta la barbilla de forma que el pecho y la vista queden a unos 45°.

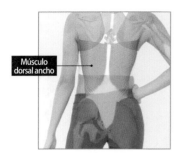

Músculo
dorsal ancho

◀ ¡Partes que trabajaremos!

El músculo dorsal ancho es imprescindible para conseguir una postura bonita, sin embargo, mucha gente no lo usa correctamente. Para mejorar la postura, mueve los brazos hacia abajo. Recomiendo este ejercicio a aquellas personas que tengan los hombros tensos o la espalda encorvada.

2 Con la toalla tensa, baja los brazos

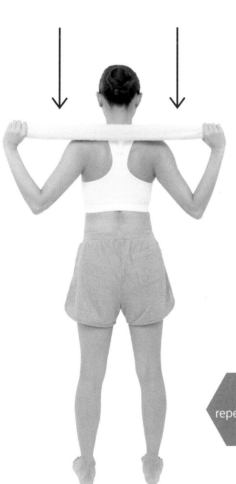

Con la toalla extendida, exhala y baja poco a poco los brazos hacia la espalda. Cuando los codos lleguen a la altura de los hombros, vuelve a levantar las manos mientras inspiras. Realiza veinte repeticiones. Ten cuidado de no levantar la barbilla ni de doblar la cintura.

20
repeticiones

Michelines
bajo el sujetador

Ajusta la posición de los omóplatos para conseguir una espalda bonita

1 **Sostén una toalla por detrás de la espalda con los codos extendidos y los pulgares hacia dentro**

Ponte de pie con las piernas ligeramente abiertas y sujeta una toalla por detrás de la espalda con los pulgares hacia dentro y los brazos estirados.

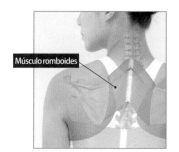

Músculo romboides

Los michelines que sobresalen por debajo del sujetador son, en gran parte, producto de la tensión acumulada en el músculo romboides, que conecta la columna vertebral y los omóplatos, por lo que recomiendo este ejercicio.

2 Abre los brazos hacia fuera y centra los omóplatos

Con los brazos estirados y pegados al cuerpo, gira la parte superior del brazo hacia dentro, como si quisieras que los omóplatos se tocaran. Aprieta ligeramente el abdomen y realiza veinte repeticiones. Nota cómo los omóplatos se mueven hacia el centro.

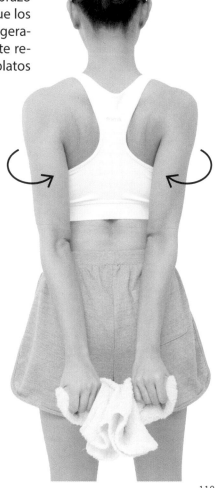

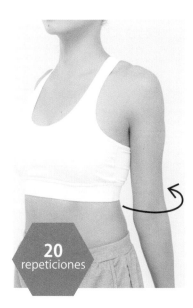

20
repeticiones

Gira la parte superior del brazo y céntrate en cómo los omóplatos se juntan hacia el centro. Aprieta el abdomen e intenta no doblar la cintura.

Tratamiento para corregir y adelgazar las piernas

Los muslos son la parte del cuerpo en la que se juntan los músculos más grandes. Al mismo tiempo, la región femoral es una de las más afectadas por las malas posturas. Cuando se desequilibra, nuestro centro de gravedad, los músculos se tensan y los muslos aumentan de tamaño. Este tratamiento tiene el objetivo de relajar las zonas más profundas de la parte inferior del cuerpo.

Tratamiento para las partes internas de los muslos que estén rígidas debido a las malas posturas. Con este ejercicio, ayudarás a deshacer y eliminar la grasa acumulada.

Relaja los músculos delanteros de los muslos, recupera la elasticidad y consigue unas piernas delgadas.

Trata la rigidez de la parte posterior de los muslos que presionan el hueso y distorsionan el esqueleto. Gana flexibilidad muscular y simetría en la parte inferior del cuerpo.

¡Nos centraremos en estas partes!

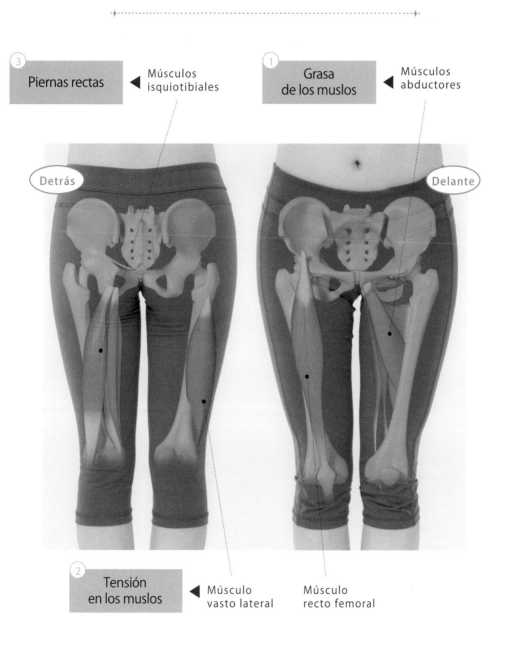

3 Piernas rectas ◀ Músculos isquiotibiales

1 Grasa de los muslos ◀ Músculos abductores

Detrás

Delante

2 Tensión en los muslos ◀ Músculo vasto lateral

Músculo recto femoral

Grasa de los muslos

Relaja los músculos de la parte interna del muslo desde las capas más profundas y elimina la grasa

Coloca las palmas de las manos una encima de la otra y usa tu propio peso para ejercer presión. Agarra con firmeza los músculos de la parte interna del muslo como si quisieras destensar el hueso.

Movimiento circular

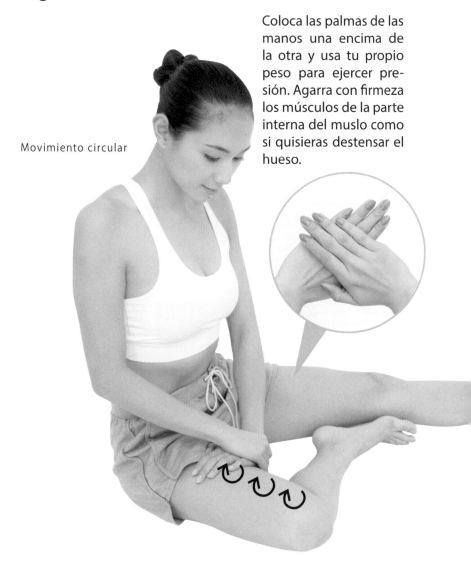

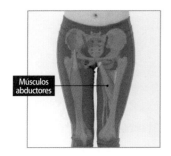

Músculos abductores

◀ ¡Partes que trabajaremos!

Los músculos abductores conectan la pelvis con los huesos de las piernas y son los que empleamos al cerrar las piernas. La grasa se acumula en los músculos porque no los usamos bien. Este ejercicio relaja los músculos de los muslos, que están flácidos, desde las zonas más profundas y favorece la eliminación de la grasa.

Con ambas manos, masajea y sacude la parte interna del músculo con pequeños movimientos circulares

Dobla una rodilla como si fueras a sentarte con las piernas cruzadas y estira la otra pierna en una posición cómoda. Junta las palmas de las manos, una encima de la otra, y colócalas en el interior de la rodilla. Masajea la parte interna del muslo con pequeños movimientos circulares y cambia gradualmente la posición hasta llegar a la región inguinal.

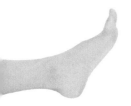

30
segundos

Tensión en los muslos

Poco a poco, relaja los músculos que están tensos por sobresforzarlos

Apoya la rodilla en una toalla y masajea la parte delantera del muslo

Siéntate con una pierna estirada y coloca la rodilla encima de una toalla enrollada. Coloca las manos una encima de la otra y aprovecha tu propio peso para hacer presión. Masajea con pequeños movimientos circulares la zona que va desde la rodilla hasta la ingle.

Presiona

30 segundos

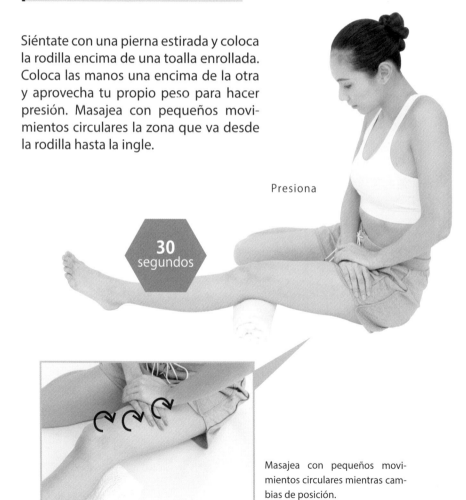

Masajea con pequeños movimientos circulares mientras cambias de posición.

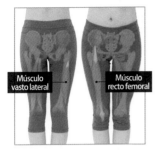

Músculo vasto lateral

Músculo recto femoral

Si los muslos sobresalen cuando llevamos pantalones ajustados, significa que no nos apoyamos correctamente en los músculos. Cuando nos encorvamos, nuestro centro de gravedad se desplaza hasta el recto femoral. Esto implica que nos apoyamos en exceso sobre el músculo vasto lateral. Con este ejercicio relajarás las zonas más profundas, aliviarás la rigidez muscular y recuperarás la elasticidad.

Dobla la rodilla hacia dentro y masajea la parte exterior de los muslos

Quita la toalla de debajo de la rodilla y dobla la pierna hacia dentro. Igual que antes, ayúdate de tu propio peso para hacer presión y realiza pequeños movimientos circulares para masajear la zona que va desde la rodilla hasta debajo de la cadera.

30 segundos

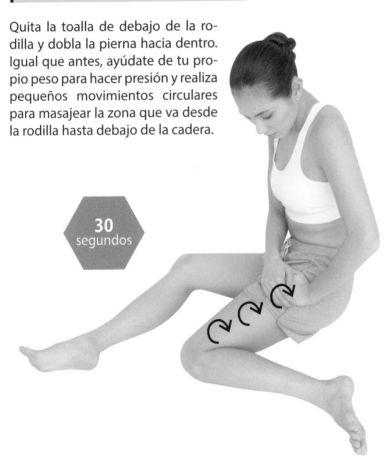

Piernas rectas

Tratamiento para eliminar a rigidez de los muslos y para corregir la postura de la parte inferior del cuerpo

1 Siéntate en una silla con la espalda recta y coloca una pelota de tenis en la parte posterior de los muslos

Siéntate en una silla con la espalda recta y los pies apoyados en el suelo en un ángulo de 90°. Mantén la postura y coloca una pelota de tenis debajo de los muslos, en tres puntos distintos.

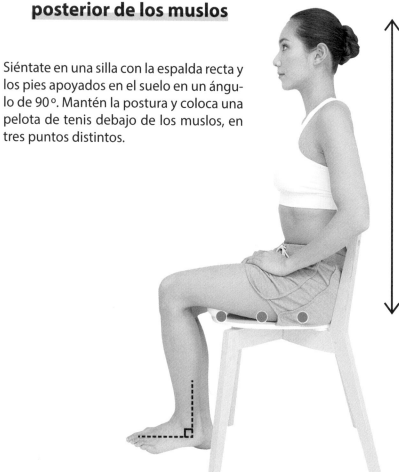

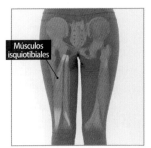

Músculos isquiotibiales

◀ ¡Partes que trabajaremos!

Los isquiotibiales, en la parte posterior de los muslos, son músculos especialmente vulnerables al envejecimiento. Están conectados a la rodilla y la cadera, por eso, cuando se tensan y contraen, son una de las principales causas de la distorsión de la postura de la parte inferior del cuerpo. En este caso, pon en práctica este ejercicio para recuperar la flexibilidad que consiste en mover las piernas mientras aplicas presión sobre el músculo con una pelota de tenis.

2 Masajea la parte trasera de los muslos mientras doblas y estiras las rodillas

Con el talón estirado hacia arriba, dobla y estira la rodilla diez veces. Deberías notar la presión que ejerce la pelota de tenis. Realiza el mismo ejercicio en los tres puntos marcados y después cambia de pierna.

10 repeticiones x **6** puntos en total

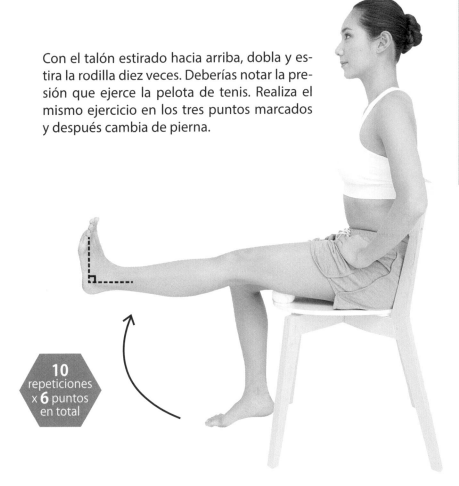

Tratamiento de la parte inferior de las piernas

Cuando no utilizamos bien los músculos de la parte inferior de las piernas, que soportan el peso de todo el cuerpo, las articulaciones se tuercen y se deforman. Así pues, estos ejercicios te ayudarán a relajar los músculos mientras estimulas las zonas más profundas y la circulación de la sangre.

¡Nos centraremos en estas partes!

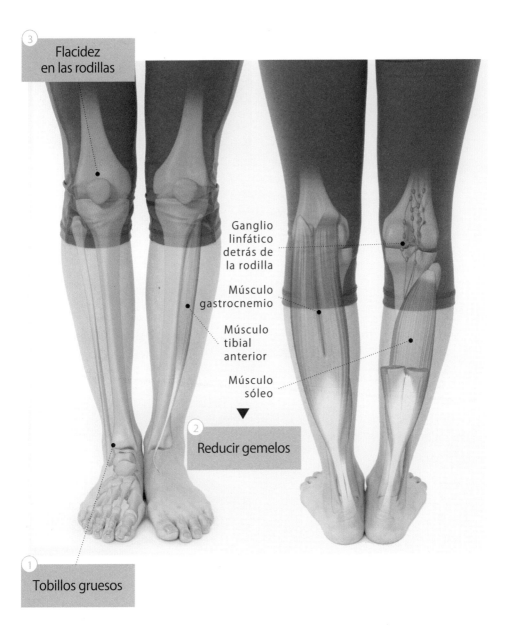

3 Flacidez en las rodillas

Ganglio linfático detrás de la rodilla

Músculo gastrocnemio

Músculo tibial anterior

Músculo sóleo

▼

2 Reducir gemelos

1 Tobillos gruesos

Tobillos gruesos

Alivia la hinchazón y consigue un talón marcado

1 Agarra el tobillo y mueve los dedos de los pies

Con el pie apoyado en el suelo, lleva ambas manos hacia el tobillo y coloca los pulgares en el hueco entre los huesos de la parte delantera de este. Con el dedo índice, toma el hueso del tobillo por debajo y, sin despegar el talón del suelo, sube y baja los dedos de los pies.

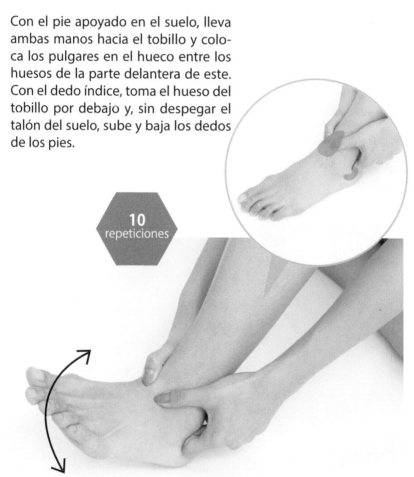

10 repeticiones

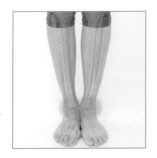

◀ ¡Partes que trabajaremos!

Aunque tengas las piernas un poco gruesas, si tienes un tobillo delgado, las extremidades parecerán más esbeltas. Mueve la articulación para relajarla, pues es una zona donde no hay músculo y se desvía con facilidad. Alivia también la rigidez de los músculos más cercanos. Con este ejercicio, eliminarás las sustancias de desecho y conseguirás un tobillo esbelto.

2 Masajea el tobillo y el talón

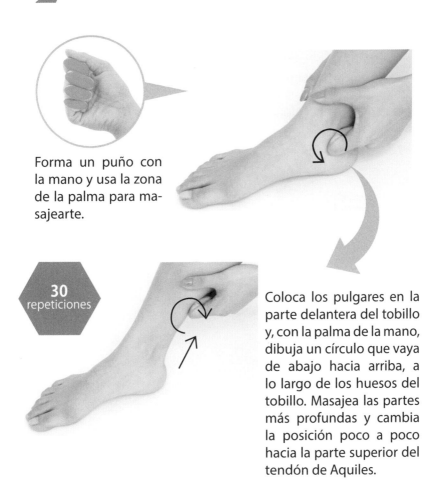

Forma un puño con la mano y usa la zona de la palma para masajearte.

30 repeticiones

Coloca los pulgares en la parte delantera del tobillo y, con la palma de la mano, dibuja un círculo que vaya de abajo hacia arriba, a lo largo de los huesos del tobillo. Masajea las partes más profundas y cambia la posición poco a poco hacia la parte superior del tendón de Aquiles.

Reducir gemelos

Relaja los músculos para desbloquear la circulación linfática

1 Sujeta con las manos la parte posterior de la rodilla y mueve los dedos de los pies

Agarra la parte trasera de la rodilla derecha con ambas manos de manera que puedas ejercer presión sobre el músculo. Mantén el talón en el suelo y sube y baja el empeine del pie izquierdo.

10
repeticiones

2 Frota y estimula la espinilla

Junta los dedos y colócalos en ángulo recto en el centro de la parte trasera de la rodilla.

Masajea la espinilla con la mano abierta de abajo hacia arriba. Cuando llegues a la rodilla, mueve el empeine arriba y abajo sin levantar el talón del suelo y sin quitar la mano.

10
repeticiones

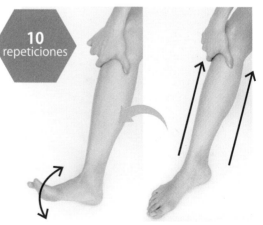

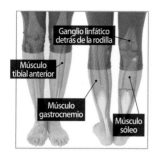

Ganglio linfático
detrás de la rodilla

Músculo
tibial anterior

Músculo
gastrocnemio

Músculo
sóleo

◀ ¡Partes que trabajaremos!

En la parte inferior delantera de las piernas encontramos el músculo tibial anterior y en la posterior, los músculos gastrocnemio y sóleo. Estos realizan movimientos opuestos para soportar el cuerpo. Sin embargo, si no se usan de forma equilibrada, los gemelos aumentarán de tamaño. Nos ayudaremos de la fuerza muscular para desbloquear la linfa estancada y aliviar las zonas que se han vuelto rígidas.

3 Mueve las zonas endurecidas para relajarlas

Apoya el pie derecho en el suelo y examina la pantorrilla para buscar las partes tensas. Haz presión sobre ella con los dedos y muévela hacia los lados.

Junta cuatro dedos en ambas manos y presiona la pantorrilla.

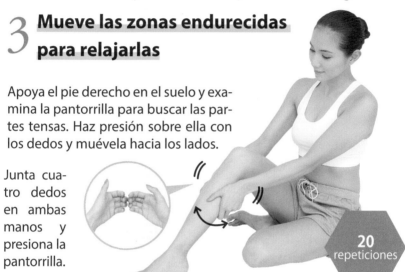

20
repeticiones

4 Mueve los dedos de los pies para destensar las partes más profundas

Mientras sostienes la pantorrilla derecha con las manos, mueve el empeine derecho hacia arriba y abajo para relajar los músculos. Es importante que mantengas el talón en el suelo. Tras veinte repeticiones, haz lo mismo en la otra pierna.

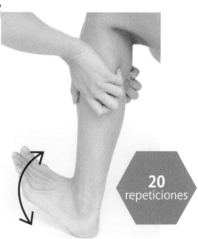

20
repeticiones

Tratamiento muscular. Parte inferior de las piernas

133

Flacidez en las rodillas

Elimina la celulitis y las toxinas acumuladas entre los músculos

1 Coloca una toalla debajo de la rodilla y relaja la pierna

Pon una toalla enrollada debajo de la rodilla derecha y no hagas fuerza con la pierna. Relajar los muslos es la clave para deshacerte de la tensión.

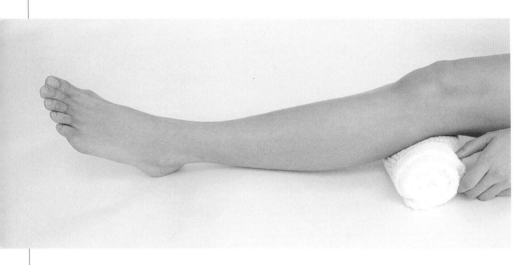

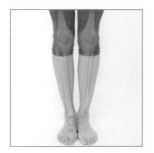

Cuando los músculos de la rodilla se debilitan, aparece la celulitis y se acumulan las toxinas. La zona de las rodillas es una parte que se tensa con facilidad, por lo que te recomiendo que incluyas este ejercicio en tu rutina diaria.

2 Masajea la rodilla con movimientos circulares con el puño

Usa ambos puños para masajear la zona que rodea la rodilla derecha con pequeños movimientos circulares. Será más efectivo si aplicas aceite o crema para que las manos se deslicen mejor. Realiza el masaje durante treinta segundos. Después, cambia de pierna.

Forma un puño y masajea con la parte de la palma de la mano.

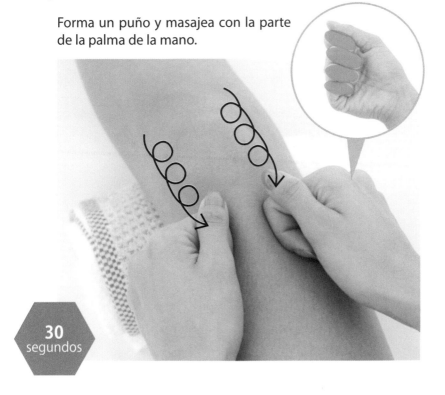

30 segundos

Tratamiento muscular. Parte inferior de las piernas

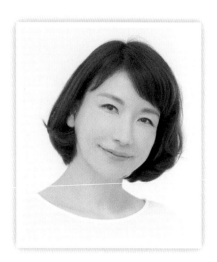

Hiroi Muraki nació en Tokio en 1969 y ha dedicado toda su vida profesional a la estética y a crear un método para ayudar a todas las mujeres a sentirse bellas. Tras veintinueve años de carrera como esteticista, creó el método Muraki para tratar las distorsiones faciales y corporales de una forma accesible para todo el mundo.

Sus clínicas de belleza han recibido numerosos premios, como el premio VOCE al mejor salón o clínica de belleza. También ha sido juez en la revista *Vogue Japan* y, desde 2016, ha expandido su negocio a Londres y a Los Ángeles, colaborando con la línea de maquillaje de lujo DECORTÉ, de Kosé.

Es una de las mayores expertas en rejuvenecimiento facial y corporal del mundo.